İlknur Tunçer

# Utilização médica dos campos electromagnéticos

İlknur Tunçer

# Utilização médica dos campos electromagnéticos

## Um estudo de caso de pessoas mediterrânicas analisadas por terapia de bio-ressonância

ScienciaScripts

Cover image: www.ingimage.com

This book is a translation from the original published under ISBN 978-620-2-31974-4.

Publisher:
Sciencia Scripts
is a trademark of
Dodo Books Indian Ocean Ltd. and OmniScriptum S.R.L publishing group

120 High Road, East Finchley, London, N2 9ED, United Kingdom
Str. Armeneasca 28/1, office 1, Chisinau MD-2012, Republic of Moldova, Europe
Printed at: see last page
**ISBN: 978-620-8-12784-8**

# AGRADECIMENTOS

Gostaria de agradecer à equipa da ALTIMED, que é muito prestável e amável. Estou sempre grata pelo apoio infinito da minha preciosa família e amigos.

ilknur TUNQER

# RESUMO

A investigação sobre a utilização de terapias com campos electromagnéticos tem aumentado significativamente desde há várias décadas e foram relatados exemplos importantes, como o diagnóstico de perturbações energéticas e também o tratamento de doenças relacionadas com infecções parasitárias ocultas, como as doenças de Parkinson e de Alzheimer, o VIH, o cancro, a esclerose múltipla, doenças dos sistemas respiratório, cardiovascular, digestivo, urinário, nervoso, músculo-esquelético, endócrino e doenças psiquiátricas, incluindo perturbações depressivas graves, ansiedade, insónia, etc. No presente estudo de caso, 15 grupos de famílias com idades compreendidas entre os 8 e os 72 anos, relacionadas entre si por parentesco ou vizinhança e que vivem numa pequena cidade da região do Egeu, na Turquia, são analisados através da utilização do dispositivo terapêutico ATM Express - BRT. Devido ao clima mediterrânico ensolarado e quente da cidade, a flora e a fauna são ricas para uma vida saudável. As pessoas que vivem nesta cidade tentam normalmente obedecer às regras muçulmanas e, de um modo geral, vivem de acordo com a cultura turca, em que o parentesco e a vizinhança são muito importantes para a vida social. Verificou-se que os membros da família de cada grupo tinham problemas semelhantes que afectavam as suas condições de saúde e até o seu nível de vida. Observou-se também que a relação entre cada grupo tinha efeitos em grande perspetiva, tais como a correspondência entre as datas de análise do primeiro grupo e dos seus vizinhos ou familiares e também o efeito da melhoria do primeiro grupo no progresso dos outros grupos. Além disso, havia alguns que estavam a fazer a colheita ou a jardinagem, eram agradáveis na sua vida em geral, felizes no seu trabalho, tinham fortes convicções mesmo depois de experiências traumáticas, pensavam conscientemente e com calma sobre as razões das situações que os rodeavam e, assim, tinham os seus resultados de análise nos níveis óptimos sem terapia passiva. Os outros, por outro lado, alcançaram melhores níveis de energia com a ajuda da terapia de biorressonância passiva. Assim, foi possível obter um equilíbrio entre os melhores e os piores resultados, tanto entre os membros do mesmo grupo como entre todos os grupos deste estudo de caso.

Palavras chave: Biorressonância, campos electromagnéticos, aura, chakra, "Hz. Insan".

# ÍNDICE

# CAPÍTULO 1

# INTRODUÇÃO

## 1.1. Os campos electromagnéticos como uma nova área da medicina

É interessante saber que a população humana passou de mil milhões para o nível atual (aproximadamente 7,6 mil milhões) apenas nos últimos dois séculos. Uma vez que o ponto vital não deve ser o grande número de pessoas, mas a qualidade do tempo de vida, o sucesso da humanidade virá tanto de um estatuto socioeconómico saudável como do bem-estar físico-mental (Tuncer, 2018a). Do mesmo modo, a OMS (Organização Mundial de Saúde) define a saúde como o estado de completo bem-estar físico, mental e social e não apenas a ausência de doença ou enfermidade. Uma vez que a prevenção e o tratamento das doenças é o primeiro caso do ponto de vista médico, é crucial descobrir as possíveis razões. De acordo com os riscos globais para a saúde (OMS, 2009), a hipertensão arterial, o tabagismo, a glicemia elevada, a inatividade física e o excesso de peso e a obesidade (13%, 9%, 6%, 6% e 5%, respetivamente) foram responsáveis pela mortalidade no mundo em 2004, para além do aumento do risco de doenças crónicas como as doenças cardíacas, a diabetes e os cancros. E, recentemente, as estatísticas mundiais de saúde (OMS, 2017) indicaram que 70% dos 56 milhões de mortes globais se devem a doenças não transmissíveis, ou seja, doenças cardiovasculares, cancro, doenças respiratórias crónicas e diabetes (45%, 22%, 10% e 4% dessas doenças, respetivamente) em 2015.

Com base no tratamento de doenças, o relatório sobre a produção farmacêutica mundial (OMS, 2004) revelou que 10 dos 188 países, incluindo a França, a Alemanha, o Japão, o Reino Unido e os EUA, possuíam uma indústria sofisticada com investigação significativa, incluindo 10 empresas sediadas, 16 países, incluindo a Austrália, o Canadá, a China, a Índia e a Rússia, possuíam capacidade inovadora, 13 países, incluindo o Brasil, o Egito, a Indonésia, a Noruega e a Turquia, possuíam indústrias com ingredientes activos e produtos acabados entre 1985 e 1999. Para além de o valor total da produção farmacêutica mundial ter sido superior a 320 mil milhões de dólares, o que corresponde a 1,12% do PIB (produto interno bruto) em 1999, o montante das vendas de medicamentos foi de 111,3 mil milhões de dólares nas 10 principais classes terapêuticas, incluindo anti-úlceras, redutores do colesterol, antidepressivos, anti-inflamatórios, anti-hipertensores, antipsicóticos, antidiabéticos orais, inibidores da enzima de conversão da angiotensão, antibióticos e anti-histamínicos sistemáticos em 2001 (OMS, 2004). Além disso, é notável que esses medicamentos também contenham classes terapêuticas para a saúde mental, o que é fundamental para a cura de doenças que não só provocam a morte como também afectam negativamente os padrões de vida. Para além de todas estas indústrias farmacêuticas em todo o mundo, o total das despesas farmacêuticas e de saúde como percentagem do PIB em 2006 foi de aproximadamente 1,5% e 10%, respetivamente, para todos os países (OMS, 2011). Por exemplo, a China, um país de rendimento médio-baixo com mais de 1,3 mil milhões de habitantes, gastou 144,8 mil milhões de dólares americanos (4,67% do seu PIB) em saúde e os medicamentos representaram aproximadamente metade das suas despesas totais com a saúde em 2006 (OMS, 2011). Em contrapartida, a Noruega, um país de elevado rendimento com um PIB per capita de 72215 dólares americanos em 2005, gastou apenas 0,7% do seu PIB em medicamentos, representando 9% do total das suas despesas de saúde, em comparação com um país da OCDE com 1,5% e 17%, respetivamente (OMS, 2011).

Para ver a eficácia desta economia industrial, a distribuição do rendimento e da vida humana no mundo também é importante. Quando todos os países foram agrupados de acordo com o rendimento em 2004, verificou-se que os países de rendimento alto, médio e baixo representavam 15%, 47% e 37% da população mundial, respetivamente, com uma distribuição de mortalidade semelhante e uma população jovem controversa (OMS, 2004). Enquanto os países de rendimento elevado tinham 977 milhões de habitantes com um RNB (rendimento nacional bruto per capita) de 31253 dólares americanos e uma esperança de vida (EV) de cerca de 80 anos, os países de rendimento baixo e médio nas regiões das Américas e da Europa (incluindo a Rússia e as Repúblicas Turcas) tinham um RNB de cerca de 8500 dólares americanos e uma EV de 70 anos, na região do Pacífico Ocidental (incluindo a China), 5760 dólares americanos de RNB e cerca de 70 anos de LE, no Mediterrâneo Oriental e no Sudeste Asiático (incluindo a Índia), cerca de 2300-3750 dólares americanos de RNB e mais de 60 anos de LE, na região africana, cerca de 1800 dólares americanos de RNB e 50 anos de LE (OMS, 2004). Além disso, os riscos globais para o peso das doenças, como o peso a menos, o sexo não seguro, a água não segura e o saneamento e a higiene, obtidos nos países com baixos rendimentos, especialmente nas regiões do Sudeste Asiático e da África Subsariana (OMS, 2009), indicam a variação das prioridades para uma vida mais saudável nas diferentes regiões do mundo.

Para equilibrar as condições de vida para uma vida saudável, é necessária uma perspetiva global. É óbvio que são necessárias novas soluções. Por exemplo, a utilização médica de campos electromagnéticos (CEM) pode ser considerada uma nova área (Tuncer, 2018a). thEmbora as primeiras tentativas tenham surgido no início do século XX, especialmente com as frequências de Rife, elas foram consideradas infundadas ou condenadas (Zimmerman et al., 2013). No entanto, estudos recentes neste campo, especialmente para o tratamento do cancro, surgiram há vários anos e começaram a dar resultados importantes (Zimmerman et al., 2013; Filipovic et al., 2014; Ross et al., 2015). Em comparação com as áreas farmacêutica e cirúrgica, tem muitas vantagens, como poucos ou nenhuns efeitos secundários, baixo custo, pronto e fácil de usar (especialmente para uso local), prazo de validade indefinido, etc. Do ponto de vista médico, as novas áreas são importantes para o desenvolvimento sustentável. Por conseguinte, este domínio parece merecer atenção nos próximos anos (Tuncer, 2018a).

### 1.2. O que é a ressonância electromagnética?

Para explicar a ressonância electromagnética, pode dar-se como exemplo um circuito oscilante, ou seja, um rádio ou uma televisão. Com a ajuda de uma fonte de alimentação, ocorre uma corrente eléctrica no circuito oscilante e este circuito elétrico emite um campo eletromagnético com a mesma frequência do circuito (Danze, 2010). Quando algumas ondas electromagnéticas são dadas a este circuito oscilante, este entra em ressonância com a mesma frequência que a sua própria frequência, o que se designa por ressonância electromagnética, para além de uma ressonância mais fraca com frequências mais próximas da sua própria frequência. Além disso, essas ondas electromagnéticas, ou seja, a rádio, a televisão, que transportam imagens, música, relatórios, etc., podem ser enviadas do espaço e captadas pelos receptores na Terra.

Do mesmo modo, os organismos vivos dão e recebem não só moléculas mas também informações transportadas por ondas electromagnéticas, ou seja, luz, ondas Schumann, ondas de frequência extremamente baixa (ELF), etc. E o mecanismo que transporta esta informação, como a substância mensageira que viaja até ao local recetor, pode ser explicado pelo conceito de biorressonância (Danze, 2010). Em seguida, a energia e o campo eletromagnético ocorrem nos organismos vivos com a ajuda de reacções químicas nas células vivas, trocas iónicas através das membranas celulares, impulsos eléctricos entre neurónios, etc.

Todas as células vivas, até mesmo o ADN, captam e emitem frequências electromagnéticas em correlação com o crescimento celular, para além de frequências electromagnéticas mais baixas, desde o ELF até ao espetro infravermelho, que fornecem a maior parte dos processos de transporte de informação entre moléculas, células, órgãos, etc. (Popp, 2000). Por exemplo, a luz, o infravermelho e as micro-ondas têm como ressonadores o ADN, algumas moléculas orgânicas e as membranas celulares, respetivamente. Por outro lado, ritmos específicos de 1-30 Hz, como as ondas Schumann naturais da Terra, viajam entre os neurónios, frequências sonoras de 15-15000 Hz são transmitidas ao cérebro e zonas específicas do corpo humano chamadas chakras correspondem a ondas electromagnéticas de 1-1500 Hz (Danze, 2010). Além disso, as ondas cerebrais humanas podem emitir e receber campos electromagnéticos a vários milhares de quilómetros (Best & Smith, 1990). Na verdade, tudo no universo é feito de ondas electromagnéticas e a matéria ocorre de acordo com esta informação electromagnética.

### 1.3. Utilização médica dos campos electromagnéticos

O conceito de biorressonância foi desenvolvido por Royal Rife no início do século XX após as experiências de N. E. Vvedensky em 1881. Em 1933, Rife observou pela primeira vez um vírus vivo e a transformação de células normais em células tumorais através de um microscópio universal complicado e, em 1934, tratou doentes com cancro utilizando um gerador de ondas electromagnéticas durante cerca de 3 meses, que se tornaram saudáveis. Descobriu também frequências específicas de radiação e de morte para microorganismos. Os esforços para destruir o seu estudo de 50 anos não foram bem sucedidos e a investigação neste domínio continuou. Em 1940-1945, descobriu-se que havia campos electromagnéticos à volta de todos os organismos vivos e Reinhold Voll criou a electroacupunctura denominada ORGANOMETER, para além do Dr. Reckeweg como VEGA-Test, baseado no conhecimento chinês de que certos pontos da pele humana tinham um potencial elétrico mais elevado. Em 1977, Franz Morell e Erich Rasche inventaram a MORA-terapia e o primeiro transmissor de oscilações electromagnéticas, o Acutest-BRT, utilizado para o tratamento de pessoas. Nos anos 80, J. V. Gotovsky inventou outro aparelho de terapia por biorressonância MINI-EXPERT-D que registava os sinais electromagnéticos individuais das pessoas, diagnosticando doenças, para além dos aparelhos IMEDIS-BRT e MINI-EXPERT-DR que ajudavam a tratar as doenças. Atualmente, os aparelhos ainda estão disponíveis e o método é reconhecido em muitos países.

A investigação sobre a utilização de terapias com campos magnéticos (MF) aumentou cerca de dez vezes desde 1985 (Gordon, 2007; Markov, 2007; Ross & Harrison, 2013). De facto, a principal fonte de CEM em torno dos seres humanos são as actividades musculares, neurais e metabólicas, em contraste com a única fonte como atividade metabólica para os microrganismos, uma vez que estes não têm sistemas nervosos e musculares. Muitas doenças, incluindo as relacionadas com infecções parasitárias ocultas, como as doenças de Parkinson e de Alzheimer, o VIH, o cancro, a esclerose múltipla, a endometriose, a artrite grave, a distrofia muscular, etc., estão intimamente relacionadas com a presença de agentes parasitários, bacterianos e virais. Através da utilização de frequências específicas e tempos de exposição denominados terapia de biorressonância ativa (BRT) foram relatados alguns exemplos como o diagnóstico de perturbações energéticas e deteção de alergénios com tratamento por reequilíbrio energético e medicamentos homeopáticos personalizados (Herrmann & Galle, 2011; Pithili et al, 2014; Matthiessen, 2011), tratamentos de Alzheimer (Arendash et al., 2010), artrite (Ganesan et al., 2009), dores nas costas (Lee et al., 2006), infecções bacterianas (Akan et al., 2010), cancro, incluindo da mama, do cólon e da próstata (Barbault et al., 2009), bronquite crónica (Iurlov et al, 1989), doenças psiquiátricas, nomeadamente perturbação depressiva major (Krishnadas & Cavanagh, 2012), dor e edema (Dallari, 2009), fibromialgia (Sutbeyaz et al., 2009), gastroduodenite (Bukanovich et al., 1996), mastite (Navaratil et al., 1993), esclerose múltipla (Lappin et al, 2003), enxaqueca (Sherman et al., 1999), regeneração nervosa (Sisken, 1992), neurite (Sandyk, 1998), osteoartrite (Hulme et al., 2002), perturbação de stress pós-traumático incluindo ansiedade, hostilidade e insónia (Rosenberg et al., 2002), úlceras cutâneas (Jeran, 1987), tendinite (Binder, 1984), etc. Outro estudo que tratou 17938 doentes com diferentes doenças, como asma brônquica, doenças respiratórias, cardiovasculares, sexuais, da pele e do cabelo, depressão e doenças dos sistemas digestivo, urinário, nervoso, músculo-esquelético e endócrino, indicou que 75,5% do total de doentes apresentaram uma recuperação completa, 20,5% uma melhoria do estado geral de saúde e apenas 4% não registaram qualquer melhoria (Gotovsky & Kosareva, 2011).

As terapias com MF melhoram o sistema imunitário e os tratamentos contra o cancro (Barrault et al., 2009; Costa et al., 2011; Zimmerman et al., 2012) através da interação com as células e os tecidos (Blank & Goodman, 1997; Markov et al., 2006; Zimmerman et al., 2012) para apoiar os linfócitos contra bactérias, vírus e células cancerígenas (Cadossi et al, 1988; Cossarizza et al., 1989a-b; Traitcheva et al., 2003), ou seja, diminuindo as alterações no transporte de cálcio (Walleczek, 1992), inibindo o crescimento bacteriano (Akan et al., 2010), aumentando a cicatrização após uma lesão (Gordon, 2007; Rasouli et al., 2012), ou seja, restabelecendo o equilíbrio entre radicais livres e antioxidantes (Han et al., 2012), etc. Para além da influência dos CEM na comunicação celular, também afectam a expressão genética, atenuando a inflamação a nível genómico (Binhi & Savin, 2003; Girgert et al., 2010). A ideia principal subjacente a todos estes efeitos é a estimulação dos CEM exógenos nas interações ligando-recetor dos canais iónicos na superfície da membrana celular (Romeo et al., 2011) e também nas moléculas de ADN e nos genes (Blank & Goodman, 1997), que alteram os campos magnéticos no exterior do corpo composto por átomos e moléculas, resultando em eletricidade e magnetismo (Becker & Marino, 1982).

As terapias com MF têm poucos ou nenhuns efeitos secundários (Rubik, 1997), por exemplo, para o tratamento de respostas inflamatórias iniciadas após a ativação do sistema imunitário, em comparação com os tratamentos farmacológicos orais, tópicos e injectáveis, todos com efeitos secundários, ou seja, hemorragia gástrica, toxicidade renal, problemas cardiovasculares e do sistema nervoso central, perda de memória a curto prazo, insuficiência renal e hepática, úlceras, etc. (Brennan et al, 2007; Lawrence, 2011; Mueller et al., 2012; Zullino & Khazaal, 2005), e também em comparação com as terapias de calor e frio que têm efeitos secundários como o excesso de calor que provoca queimaduras (Moritz & Henriques, 1947) e o excesso de frio que provoca danos nos nervos, morte dos tecidos e síndrome da dor (Graham et al., 2000; MacAuley, 2001). Outra vantagem das terapias MF pode ser dada para o tratamento de infecções bacterianas, uma vez que a sua aplicação e resultados são rápidos e melhores (Akan et al., 2010), em comparação com os antibióticos, que causam um desfasamento entre a sua administração e absorção (Wenke et al., 2011) e também causam multirresistência (Freire-Moran et al., 2011).

## 1.4. Objetivo

O objetivo desta investigação é ver e ilustrar a situação geral e a melhoria de cada pessoa no estudo de caso e demonstrar as suas razões, resultados e as ligações entre eles com a ajuda da terapia de bio-ressonância passiva.

# CAPÍTULO 2

# MÉTODOS

## 11.1. Os grupos de estudo

Neste estudo, há grupos de famílias que são parentes ou vizinhos e que vivem numa pequena cidade na região do Egeu, na Turquia (Figura 1). O rendimento da cidade provém principalmente do turismo. As pessoas vivem maioritariamente em casas de 2 a 4 andares com jardins. Os legumes são obtidos através da agricultura biológica e a carne é geralmente de ovelha, cabra e/ou vaca das pequenas aldeias em redor da cidade. Uma vez que a cidade está situada à beira-mar, é fácil obter peixe fresco e a apicultura é famosa nesta cidade. Além disso, o clima é mediterrânico ensolarado e quente. Por conseguinte, a flora e a fauna são ricas para uma vida saudável nesta cidade. Além disso, as pessoas vivem geralmente de acordo com a cultura turca, em que a relatividade e a vizinhança são muito importantes para a vida social. Embora um pequeno número de estrangeiros, maioritariamente cristãos, também viva nesta cidade, sobretudo devido ao casamento com homens turcos, as pessoas tentam geralmente obedecer às regras muçulmanas.

Neste estudo de caso, há um total de 35 pessoas com 15 grupos de famílias em relações de parentesco ou de vizinhança e as suas idades variam entre os 8 e os 72 anos (Figura 1). O primeiro grupo (I) deste estudo é constituído por mãe e filha e conhece outros grupos como familiares ou vizinhos (Figura 1). Este primeiro grupo está ligado a três grupos de famílias como vizinhos e a cinco grupos de famílias como familiares (Figura 1). O segundo grupo (II) é a família do irmão da "mãe" do primeiro grupo (I). Este segundo grupo (II) está ligado a seis grupos de famílias como vizinhos (Figura 1).

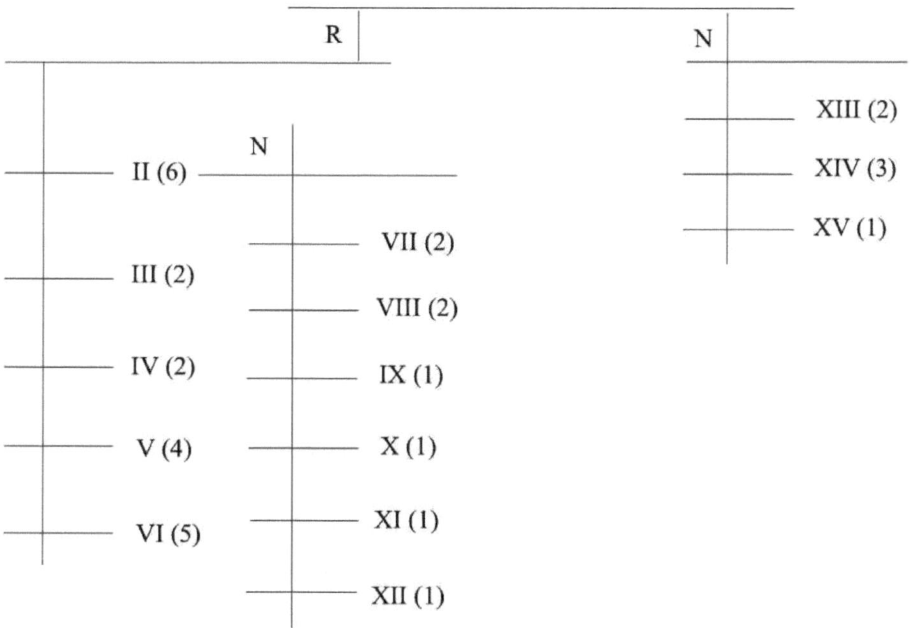


**Figura 1.** O grupo de estudo é constituído por 35 pessoas, com 15 grupos de famílias, sendo o número de pessoas indicado entre parêntesis. N: vizinhos, R: familiares.

No primeiro grupo (I), "a mãe" tem 59 anos e "a filha" tem 37 anos. O segundo grupo (II) tem seis pessoas: a mulher do irmão da "mãe" do primeiro grupo com 37 anos, uma filha de 8 anos e um filho de 12 anos, a tia desta mulher com 49 anos, o pai desta mulher com 66 anos e a avó desta mulher com 72 anos. O terceiro grupo (III) inclui a filha do tio da "mãe" do primeiro grupo, com 51 anos de idade, e a mulher deste tio, com 71 anos de idade. O quarto grupo (IV) inclui a filha de outro tio da "mãe" do primeiro grupo, com 42 anos de idade, e a esposa do irmão desta filha, com 38 anos de idade.

O quinto grupo (V) é composto por quatro pessoas: a neta da irmã da avó da "mãe" do primeiro grupo, com 49 anos, o marido desta neta, com 54 anos, a filha do irmão desta neta, com 23 anos, e a filha da tia desta neta, com 60 anos.

O sexto (VI) grupo é constituído por cinco pessoas: o filho do irmão do avô da "mãe" do primeiro grupo com 45 anos, a mulher deste filho com 39 anos, a irmã da mulher deste filho com 44 anos, a irmã deste filho com 42 anos, a mulher do irmão do marido da irmã deste filho com 41 anos.

Existem seis grupos de famílias como os vizinhos do segundo grupo (II). O sétimo grupo e o oitavo (VII e VIII) são constituídos por duas mães e um filho com idades de 41 e 14 anos, 45 e 17 anos, respetivamente. Os grupos IX - XII são compostos por mães com idades de 46, 50, 39 e 43 anos, respetivamente.

Existem três grupos de famílias como os vizinhos do primeiro grupo (I). O décimo terceiro grupo (XIII) inclui marido e mulher com idades de 49 e 50 anos, respetivamente. O décimo quarto grupo (XIV) inclui a mãe, a filha e a sogra desta filha com idades de 52, 30 e 54 anos, respetivamente. O décimo quinto grupo (XV) inclui uma mãe de 46 anos.

### 11.2. A análise

Para a análise, foi utilizado o dispositivo terapêutico ATM Express - BRT, de acordo com o manual do utilizador (Figura 2). Ao contrário da BRT ativa (exógena) que utiliza sinais externos que entram em ressonância com determinados órgãos e/ou sistemas, a BRT passiva (endógena) corrige as funções do organismo através do impacto de flutuações electromagnéticas cuja fonte é o próprio paciente, ou seja, é uma terapia que utiliza as próprias oscilações electromagnéticas do corpo humano. Assim, a influência biorresonante pode ser direcionada tanto para a neutralização da patologia como para o restabelecimento dos processos fisiológicos quebrados. A BRT passiva pode ser aplicada no tratamento de uma vasta gama de condições patológicas estacionárias, tais como frustração funcional de várias géneses, doenças do sistema nervoso e dos órgãos dos sentidos, síndromes de dor de várias localizações e géneses, doenças do sistema de circulação sanguínea, doenças dos órgãos respiratórios, doenças do trajeto gastroentérico, doenças da pele e da celulose gordurosa hipodérmica, doenças do sistema ósseo e muscular, doenças da urina e dos órgãos genitais, feridas mal cicatrizadas e úlceras.

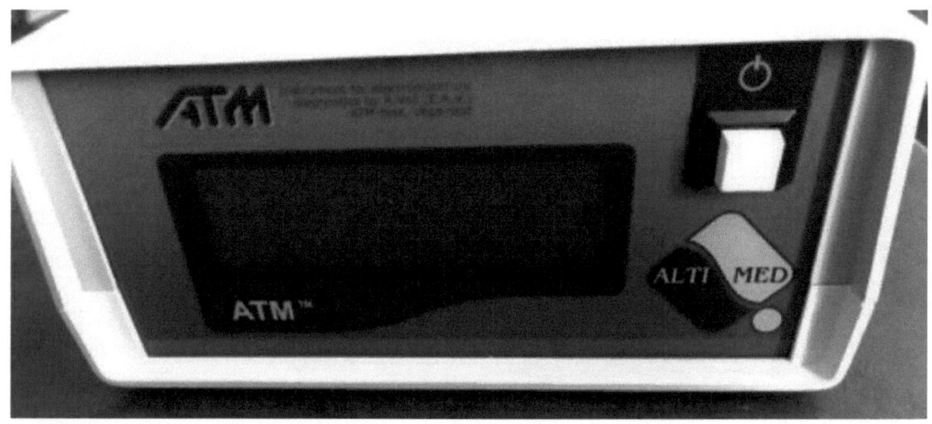


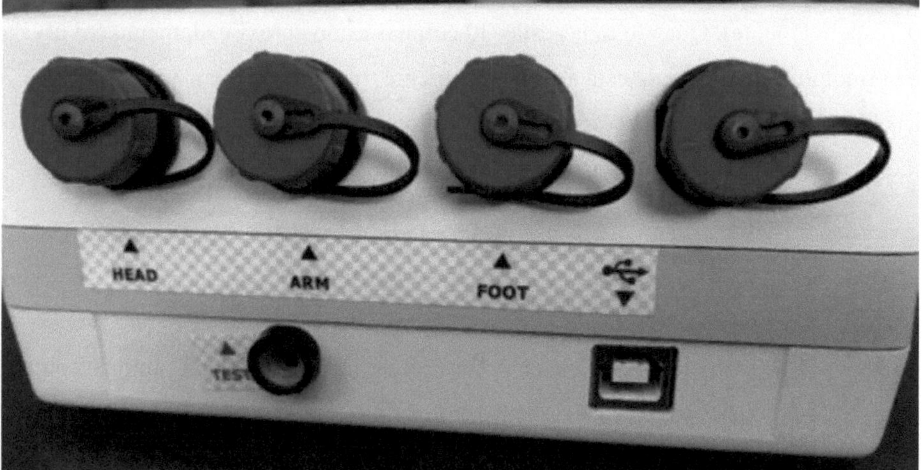


**Figura 2.** Fotos da frente e do verso do dispositivo terapêutico ATM Express - BRT, respetivamente.

A BRT passiva é realizada em 4 regimes gerais como horizontal, vertical, diagonal e circular e 20 meridianos selectivos como linfático, pulmões, intestino grosso, degeneração nervosa, vascular, alergia, SPED, endócrino, coração, intestino delgado, pâncreas e baço, fígado, degeneração articular, estômago, DST, degeneração da pele, degeneração gordurosa, rins, meridianos da bexiga.

De acordo com os gráficos de resultados de análise obtidos pelo dispositivo terapêutico ATM Express - BRT, existem 30 colunas no gráfico e cada coluna corresponde a uma espinha na medula espinal, como se pode ver na Figura 3. Além disso, as duas primeiras colunas representam o hemisfério esquerdo e o hemisfério direito do cérebro - sistema circular sanguíneo, respetivamente, e 50 - 65% para eles dão normotonia (Figura 3). Abaixo desse nível é hipotonia e acima é hipertonia, para além da normotonia como 80 - 85 % para o resto das colunas no gráfico (Figura 3). As outras colunas representam os seios nasais esquerdo e direito, amígdalas, glândula tiroide, ouvidos - dentes, coração, pulmões (colunas 3 - 14, respetivamente), fígado, vesícula biliar, pâncreas - baço, estômago, intestino delgado, duodeno, parte superior do intestino grosso, parte inferior do intestino grosso (colunas 15 - 22, respetivamente), rim esquerdo e direito, útero, bexiga/intestino delgado, sistema imunitário/glândulas mamárias (colunas 23 - 30, respetivamente). Quando todas estas 30 colunas estão aproximadamente em níveis de normotonia, então a aura está aproximadamente totalmente preenchida e todos os 7 chakras, de baixo para cima, como a raiz, sacro, plexo solar, coração, garganta, terceiro olho e coroa, respetivamente, estão abertos, como mostra a Figura 3.

No gráfico de colunas, o nível dos gráficos e a indicação da cor são importantes para a avaliação (Figura 3). Se houver um "chapéu branco" na coluna, isso significa um congestionamento nos tecidos devido a radicais livres que surgem em processos crónicos, violações metabólicas locais. A cor azul escura, o nível mais baixo da coluna, indica a existência de intoxicação, abrandando os processos regenerativos e, assim, o corpo e/ou o sistema tornam-se funcionalmente insolventes. A cor azul, nível mais baixo da coluna, ocorre na presença de intoxicação por vírus, sobrecarga odontogénica. A cor vermelha, o nível mais alto da coluna, é um sinal do tom elevado do sistema vegetativo simpático provocado por reacções inflamatórias, reacções alérgicas imediatas, excitação do sistema nervoso central, etc. A cor laranja, nível mais alto da coluna, mostra tensão funcional e labilidade, processos inflamatórios. A cor verde, nível ótimo da coluna, indica o estado funcional normal, ausência de labilidade.

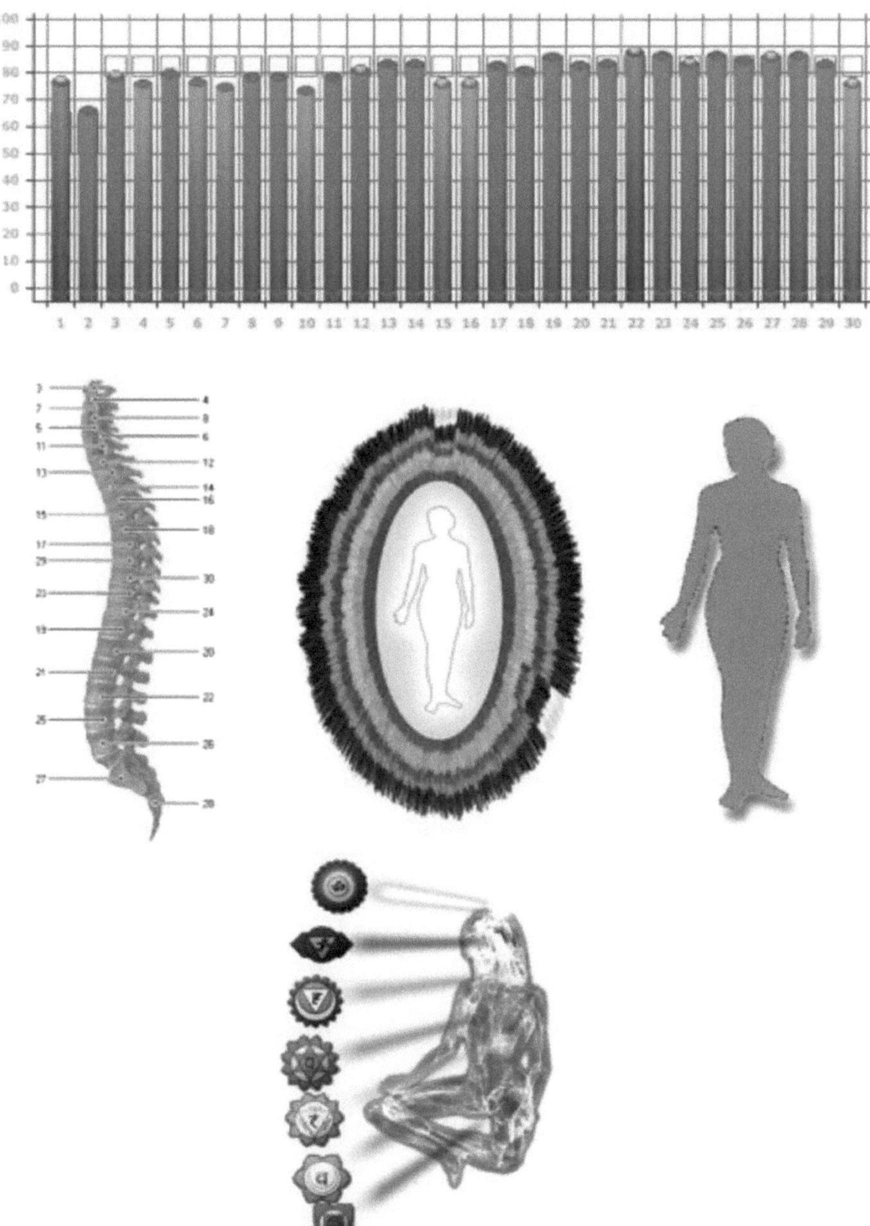


**Figura 3.** Exemplo de um resultado de análise obtido pelo dispositivo terapêutico ATM Express - BRT.

# CAPÍTULO 3

# RESULTADOS

## 111.1. Os resultados da análise do primeiro grupo

Neste estudo de caso, o primeiro grupo foi analisado durante cerca de 3 meses, o que era, de facto, um período de tempo importante para a regeneração do esqueleto e dos órgãos, exceto o cérebro e o corpo inteiro, que requerem cerca de 1 ano. O período de análise começou imediatamente antes do mês de Rajab e terminou durante o mês de Shawwal, por outras palavras, três meses sagrados (Rajab, Shaban e Ramadão, respetivamente) e depois a primeira parte do mês de Shawwal para os muçulmanos. Na sua rotina, a filha fazia salaat 5 vezes por dia. Durante o período de análise, tanto a mãe como a filha jejuaram durante as primeiras partes (os primeiros 10 dias de cada mês) dos meses de Rajab e Shaban, todos os dias do mês do Ramadão e depois 6 dias do mês de Shawwal. Ambos efectuaram tarawih durante as noites do mês do Ramadão na mesquita. Regra geral, a filha não fazia a salaat nem jejuava durante a menstruação. Além disso, a filha leu todo o Alcorão, o livro sagrado para os muçulmanos, na primeira metade do mês do Ramadão e a mãe e a filha deram o zakat e a fitrah aos pobres na terceira (última) parte do mês do Ramadão.

A primeira análise foi efectuada para a mãe em jejum durante o dia (uma semana antes do mês de Rajab) e mostrou que o organismo em geral estava hipoenergético, como se pode ver na primeira parte da Figura 4. Além disso, a intoxicação endógena e exógena, a carga de radiação, o desgaste dos sistemas nervoso e imunitário eram de nível médio, enquanto o desgaste dos sistemas linfático e endócrino era de nível baixo. Registaram-se também danos nos intestinos, no sangue e na linfa.

Quando cada coluna do gráfico foi analisada em pormenor com a ajuda do dispositivo terapêutico ATM Express - BRT, verificou-se que existiam bactérias, vírus e fungos, especialmente *Aspergillus niger, Kingella* e *Streptococci* no hemisfério esquerdo do cérebro - sistema circular sanguíneo e bactérias como *Streptococci* e *Staphylococci* no hemisfério direito do cérebro - sistema circular sanguíneo. Para o seio esquerdo, havia DNA de bactérias e vírus, especialmente *Candida albicans, Chlamydia, Staphylococcus aureus,* Adenovirus e pólipos, Sinusite maxilar. Para o seio direito, havia bactérias e vírus, especialmente *Streptococcus* e também processos alérgicos. Na amígdala esquerda foram obtidas bactérias e fungos como *Candida albicans, Estreptococos* e Adenovírus, além de DNA de bactérias e vírus, principalmente *Candida glabrata, Chlamydia* na amígdala direita. Para a glândula tiroide, foram encontrados vírus e Struma-cyste na glândula direita. Para os ouvidos e dentes, havia bactérias, especialmente *Mycosis iris*, para além de fungos como *Streptococci* no ouvido direito - dentes. No coração, havia complicação de Nigerason, além de bactérias. Para o pulmão esquerdo, havia bactérias como *Candida albicans, Cryptococcus neoformas, Mycoplasma pneumoniae*, Adenovírus e para o pulmão direito, havia bactérias, principalmente *Streptococcus*, Adenovírus e doença infecciosa devido a doenças intestinais e vermes no intestino. Para além das bactérias, do ARN do vírus e da alergia alimentar encontrados no pâncreas - baço, havia bactérias e fungos, especialmente *Giardia lamblia* na vesícula biliar, *Candida glabrate, Campylobacter coli* no estômago e *Campylobacter jejunum* no intestino delgado. Para o duodeno, havia bactérias, protozoários e ancilostomídeos, especialmente *Candida albicans, Gelicobacteri pylori* e *Staphylococcus aureus*. No intestino grosso, havia *Candida albicans, Campylobacter coli, Enterococci* e *Trichuris trichina* na parte superior e *Candida glabrata, Campylobacter coli, Escherichia coli, Staphylococcus aureus* e *Enterobius verm* na parte inferior. Nos rins, havia bactérias como *Escherichia coli, Streptococci* e doenças infecciosas, nefrite. No útero esquerdo, havia bactérias como *Chlamydia, Peptococci* e cistoma ovariano, para além de *Chlamydia, Peptococci* e *Staphylococcus aureus* no útero direito. Para a bexiga/intestino delgado, havia bactérias e doenças ginecológicas. Para o sistema imunitário/glândulas mamárias, havia deficiência hormonal como Molibdénio met. D200, deficiência de fermentos como Zincum met. D200, deficiência de microelementos como Cobalt met. D200, alergia alimentar como Acidum formicicum D6 e processos psicossomáticos relacionados com o hipotálamo D800.

Após 7 minutos de terapia de bioressonância passiva vertical e 7 minutos de terapia de bioressonância passiva horizontal, a energia aumentou devido à remoção de bloqueios e, assim, a aura foi preenchida e mais dois chakras (plexo solar e coroa, para além do chakra sacral) ficaram abertos, como se pode ver na segunda parte da Figura 4.

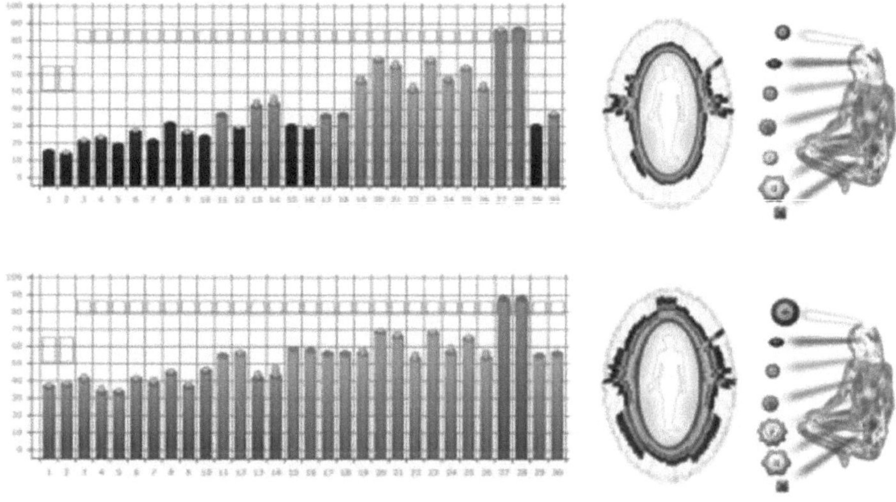

**Figura 4.** Resultados da primeira análise da mãe do primeiro grupo.

Uma semana mais tarde, pouco antes do primeiro dia do mês de Rajab, a mãe fez jejum durante a segunda análise. O organismo continuava hipoenergético, como se vê na primeira parte da Figura 5, mas não havia intoxicação exógena e havia baixa intoxicação endógena, carga de radiação e desgaste dos sistemas imunitário, linfático e endócrino. Continuam a registar-se danos nos intestinos, no sangue e na linfa. Após apenas 2 minutos de terapia de bioressonância passiva vertical, a energia aumentou e o chakra do plexo solar abriu-se, para além dos chakras raiz e sacro, como se pode ver na segunda parte da Figura 5.

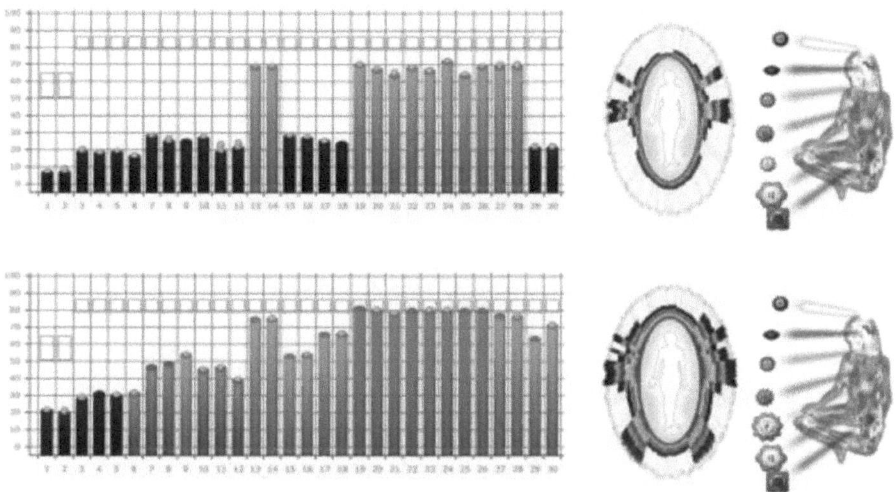

**Figura 5.** Resultados da segunda análise da mãe do primeiro grupo.

Após o jejum da mãe no primeiro terço do mês de Rajab, foram efectuadas as terceiras análises. Para além do organismo hipoenergético em geral, como se pode ver na primeira parte da figura 6, havia um nível mais baixo de intoxicação exógena e endógena, de carga de radiação e de desgaste dos sistemas nervoso, imunitário, linfático e endócrino, com danos nos intestinos, no sangue e na linfa. Após 5 minutos de terapia de biorressonância passiva horizontal, a energia aumentou e o chakra do plexo solar abriu-se, para além dos chakras raiz e sacro, como se pode ver na segunda parte da Figura 6.

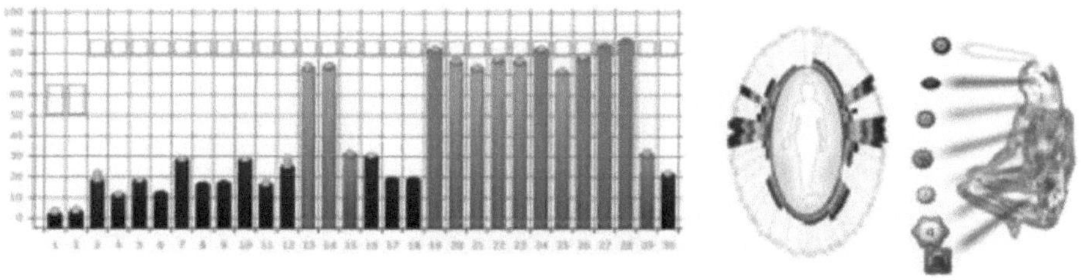

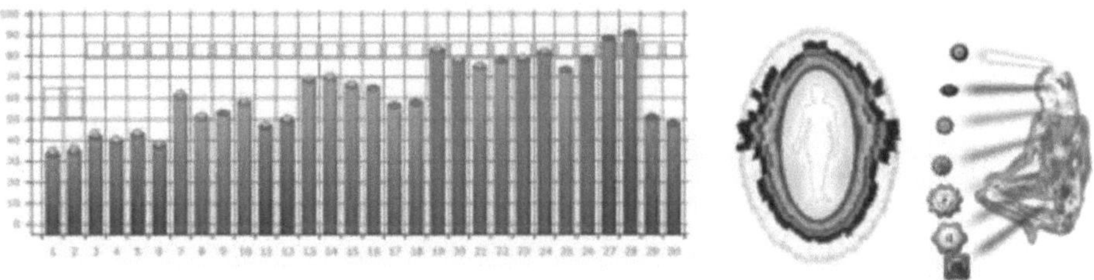

**Figura 6.** Resultados da terceira análise da mãe do primeiro grupo.

Depois de a mãe ter jejuado novamente no primeiro terço do mês de Shaban, para além do primeiro terço do mês de Rajab, a quarta análise foi efectuada imediatamente antes do último terço do mês de Shaban. De facto, decorreram dois meses entre a primeira e a quarta análise. Felizmente, o organismo encontrava-se globalmente no nível normoenergético, como se pode ver na figura 7. Não havia intoxicação exógena e havia um baixo nível de intoxicação endógena, carga de radiação e desgaste do sistema imunitário com danos nos intestinos e no sangue. Não se registaram lesões linfáticas e os sistemas nervoso, linfático e endócrino estavam em normalidade. Apesar de algumas bactérias, especialmente *Staphylococcus aureus* e *Streptococci*, terem sido encontradas no ouvido direito - dentes, vesícula biliar, pâncreas - baço, parte inferior do intestino grosso, rins e útero com cistoma ovariano no útero esquerdo, a energia geral estava quase no estado ótimo com aura quase completa e chakras abertos, exceto o chakra da coroa, como se pode ver na Figura 7.

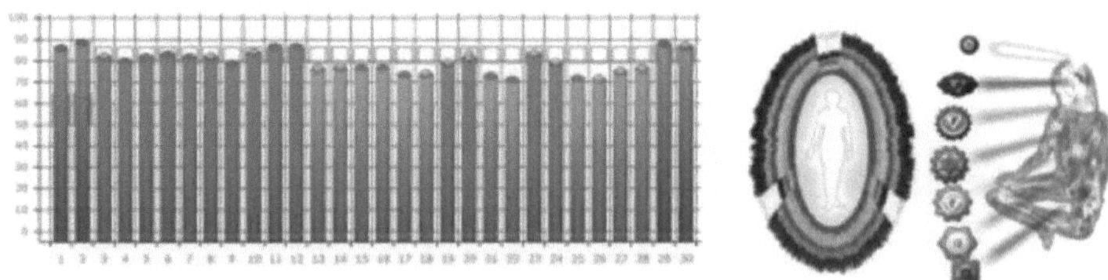

**Figura 7.** Resultados da quarta análise da mãe do primeiro grupo.

Após o mês do Ramadão, os muçulmanos tinham 3 dias de Bayram (feriado sagrado) sem jejum nem tarawih. E, de acordo com a regra muçulmana, jejuar 6 dias no mês de Shawwal (o mês seguinte após o mês do Ramadão), para além de jejuar 30 dias no mês do Ramadão, significava jejuar o ano inteiro. Assim, ela jejuou mais 6 dias logo após o Bayram do Ramadão e depois foi analisada por último. Verificou-se que o organismo estava normoenergético com a aura quase cheia e todos os chakras, exceto o chakra sacro, abertos, como se pode ver na Figura 8. Embora houvesse um alto nível de intoxicação exógena e endógena e carga de radiação com danos nos intestinos e no sangue, não havia danos linfáticos e os sistemas nervoso, linfático, imunitário e endócrino estavam em normotonia. Havia Tonsilla pharingea na amígdala direita, *Mycosis oris, Chlamydia* no ouvido esquerdo - dentes, fungos e *Enterobius verm* na parte superior do intestino grosso, bactérias e doenças infecciosas no rim esquerdo, *Streptococcus piogen* no útero direito.

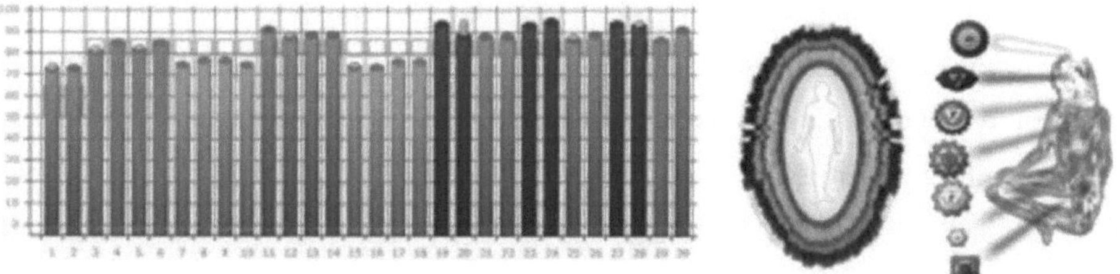

**Figura 8.** Resultados da quinta análise da mãe no primeiro grupo do estudo de caso.

Nos mesmos dias da primeira análise da mãe, a filha foi analisada primeiramente após a ablução. O organismo em geral encontrava-se no nível hipoenergético e apenas o chakra raiz estava aberto, como se vê na primeira parte da figura 9. Havia um nível médio de intoxicação exógena e endógena, uma carga de radiação e um nível médio-alto de desgaste dos sistemas imunitário, nervoso, linfático e endócrino, com danos na linfa, no intestino e no sangue.

No hemisfério esquerdo do cérebro - sistema circular sanguíneo - havia bactérias e vírus como *Aspergillus niger, Kingella* e *Enterovirus coxsackie,* processos psicossomáticos e no hemisfério direito do cérebro - sistema circular sanguíneo - bactérias, vírus e fungos como *Streptococci* e *Kingella.* Para o seio esquerdo, havia bactérias e vírus como *Chlamydia,* Adenovirus. Para o seio direito, havia bactérias como *Candida albicans*, *Actinomyces israelii, Chlamydia* e Adenovirus. Na amígdala esquerda foram obtidas bactérias, DNA de vírus como *Candida albicans, Streptococci,* além de bactérias e vírus como *Candida albicans, Candida glabrata, Streptococci* na amígdala direita. Para a glândula tireoide, foram encontrados vírus e processos psicossomáticos. Para os ouvidos e dentes, havia bactérias como *Mycosis oris* na parte esquerda e bactérias, DNA de vírus como *Chlamydia, Streptococci,* Adenovirus na parte direita. No coração, havia complicações de Albicans e Nigerason, *Streptococci, Enterovirus coxsackie* e processos psicossomáticos. Para o pulmão esquerdo, havia bactérias, vírus, fungos como *Aspergillus fumigatus, Cryptococcus neoformans, Mycoplasma pneumonia* e doenças infecciosas devido a doenças intestinais e vermes no intestino e para o pulmão direito, havia bactérias, vírus, fungos como *Streptococci, Histoplasma,* Adenovirus e doenças devido a doenças intestinais e vermes no intestino. Para além das bactérias, vírus como *Escherichia, Enterovirus coxsackie* no pâncreas - baço, havia bactérias, trematódeos como *Streptococci, Lamblia intestinal* na vesícula biliar, *Candida glabrate, Helicobacter, Ancylostoma duodenale,* processos psicossomáticos no estômago e bactérias, vermes redondos e planos como *Candida glabrata, Escherchia*, *Campylobacter jejunum* no intestino delgado. Para o duodeno, havia bactérias, vermes redondos e chatos, especialmente *Gelicobacteri pylori.* No intestino grosso, havia bactérias, protozoários como *Campylobacter coli, Trichuris trichiura* na parte superior e *Campylobacter coli, Trichuris trichiura, Proteus, Streptococci* e *Entamoeba coli* na parte inferior. Nos rins, havia bactérias como *Escherichia, Streptococcus fecal, Streptococcus haemolyt, Streptococcus piogen,* doenças infecciosas. Para o útero esquerdo, havia bactérias como *Chlamydia trach* e cistoma ovariano, para além de *Chlamydia, Streptococcus fecal* e *Staphylococcus aureus* no útero direito. Para a bexiga/intestino delgado, havia bactérias, fungos como

*Candida albicans* e hamorhoiden na parte esquerda e *Mycot. fluor, Escherichia, Peptococci, Streptococci* e hamorhoiden na parte direita. Para o sistema imunitário/glândulas mamárias, existiam doenças ginecológicas, deficiência hormonal como Molybdenum met. D200, deficiência de fermento como Zincum met. D200 na parte esquerda e deficiência hormonal como Molybdenum met. D200, deficiência de microelementos como Cobalto met. D200 na parte direita.

Após 5 minutos de terapia de biorressonância passiva vertical e 5 minutos de terapia de biorressonância passiva horizontal, a energia e a aura aumentaram e os chakras raiz, sacro, da garganta e da coroa abriram-se, como se pode ver na segunda parte da Figura 9.

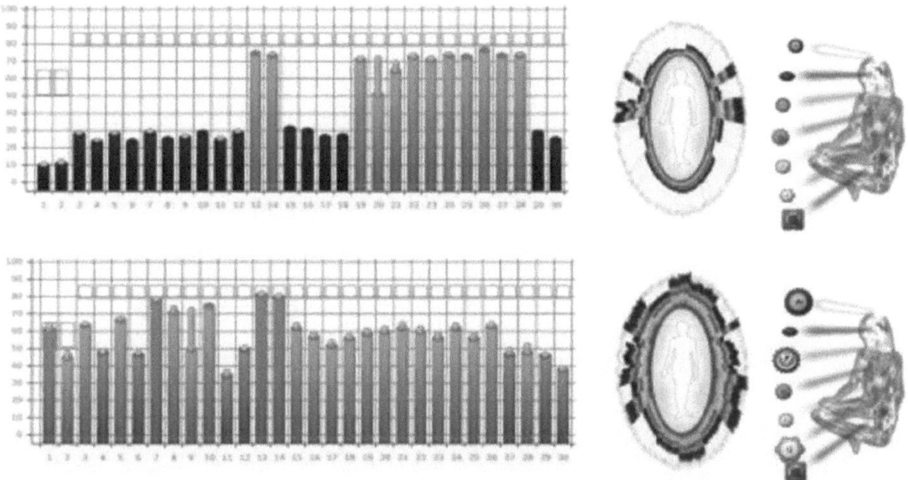

**Figura 9.** Os resultados da primeira análise da filha do primeiro grupo.

Uma semana mais tarde, pouco antes do primeiro dia do mês de Rajab, a filha jejuou durante a segunda análise. O organismo continuava hipoenergético e apenas os chakras raiz e sacro estavam abertos, como se pode ver na figura 10. Havia um nível elevado de intoxicação exógena e endógena, um nível médio de carga de radiação e um nível médio-alto de desgaste dos sistemas imunitário, linfático, nervoso e endócrino, com lesões intestinais, sanguíneas e linfáticas.

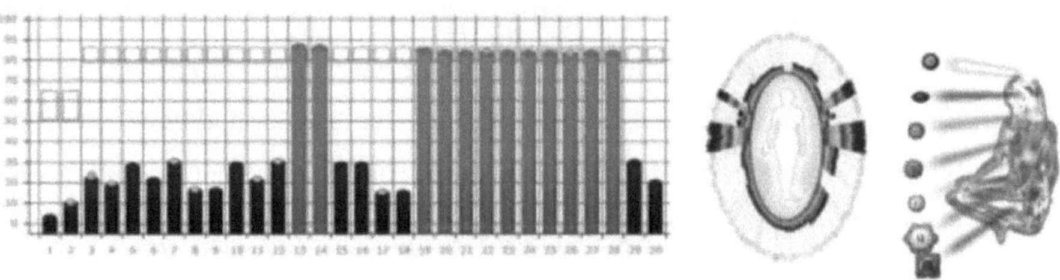

**Figura 10.** Resultados da segunda análise da filha do primeiro grupo.

Depois de a filha ter jejuado durante o primeiro terço do mês de Rajab, foram efectuadas as terceiras análises. Durante a análise, ela estava no seu primeiro dia de menstruação. O organismo estava hipoenergético e apenas os chakras raiz e sacro estavam abertos, como se pode ver na primeira parte da Figura 11. Havia um nível baixo de intoxicação exógena e endógena, carga de radiação, mas um nível médio - alto de desgaste dos sistemas nervoso, imunitário, linfático e endócrino com danos nos intestinos, sangue e linfa. Após 5 minutos de terapia de bioressonância passiva horizontal, a energia aumentou, mas ainda só os chakras raiz e sacro se abriram, como se vê na segunda parte da Figura 11.

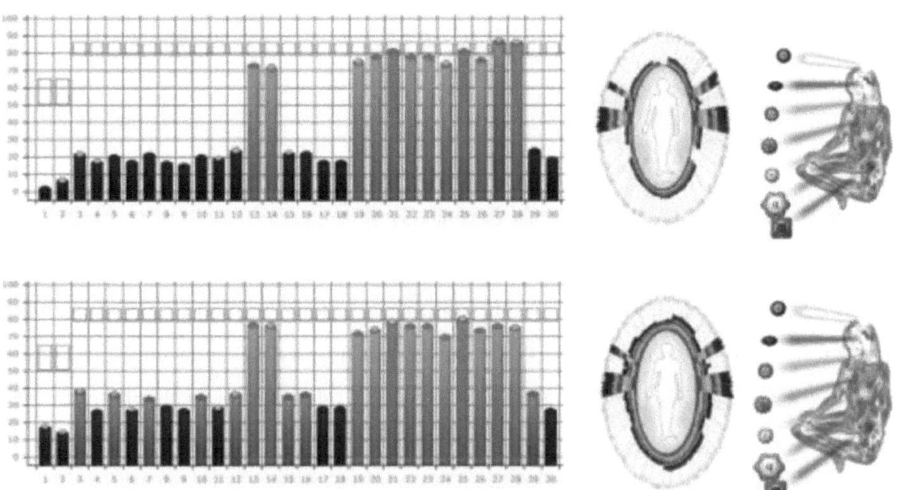

**Figura 11.** Resultados da terceira análise da filha do primeiro grupo.

Em cinco dias, durante a quarta análise, ela estava no último dia de menstruação. O organismo estava hipoenergético, com apenas os chacras raiz e sacro abertos, como se vê na primeira parte da Figura 12. No entanto, não havia intoxicação exógena e endógena, não havia danos nos intestinos e havia um baixo nível de carga de radiação, desgaste dos sistemas nervoso, imunitário, linfático e endócrino com danos no sangue e na linfa. Após 5 minutos de terapia de bioressonância passiva horizontal, a energia aumentou e a aura ficou muito preenchida, mas ainda só os chakras raiz e sacro se abriram, como se vê na segunda parte da Figura 12.

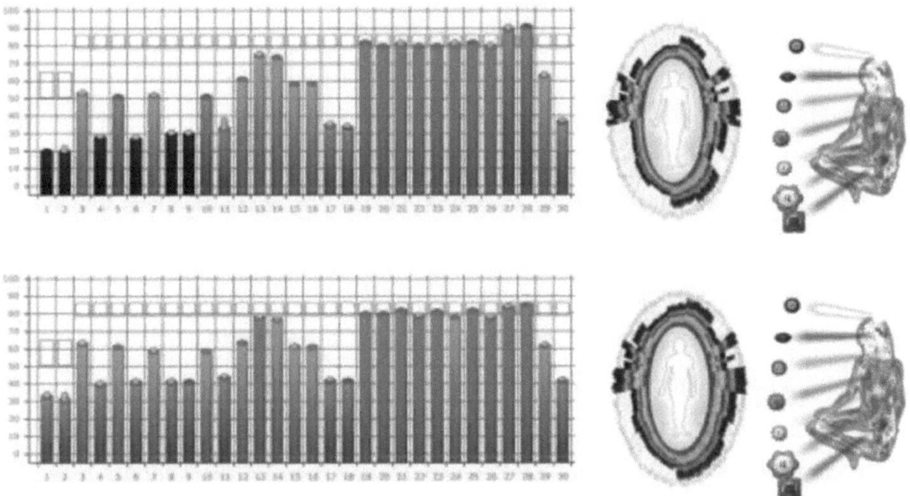

**Figura 12.** Resultados da quarta análise da filha do primeiro grupo.

Após a filha ter jejuado no primeiro terço do mês de Shaban, foram efectuadas as quintas análises. O organismo estava hipoenergético, com apenas os chacras raiz e sacro abertos, como se vê na primeira parte da Figura 13. Havia um baixo nível de intoxicação exógena e endógena, carga de radiação, desgaste dos sistemas nervoso, imunitário, linfático e endócrino com lesões intestinais, sanguíneas e linfáticas.

Havia bactérias como *Aspergillus fumigatus, Nocardia asteroides, Kingella* e *Streptococci,* processos psicossomáticos no hemisfério esquerdo do cérebro - sistema circular do sangue e, para além destes, havia também *Enterovirus coxsackie* no hemisfério direito do cérebro - sistema circular sanguíneo. Para o seio esquerdo, havia DNA de bactérias, fungos e vírus como *Candida albicans, Actinomyces israelii, Chlamydia,* Sinusitis frontalis. Para o seio direito, havia bactérias como *Candida albicans, Actinomyces israelii, Streptococci,* Adenovirus, Sinusite frontalis. Na amígdala esquerda foram obtidas bactérias como *Chlamydia,* Adenovirus, Tonsilla pharingea, além de bactérias, fungos e vírus, principalmente *Chlamydia,* na amígdala direita. Na glândula tiroide direita, foram encontrados vírus como Adenovírus, Struma-cyste. Nos ouvidos e dentes, havia bactérias, DNA de vírus como *Chlamydia, Streptococci.* No coração esquerdo, havia complicações de Albicans e Nigerason e processos psicossomáticos. Para o pulmão esquerdo, havia bactérias, vírus como *Candida albicans, Cryptococcus neoformans, Histoplasma,* Adenovírus e doenças infecciosas devido a doenças intestinais e vermes no intestino e para o pulmão direito, havia bactérias, vírus como *Aspergillus fumigatus, Mycoplasma pneumoniae, Streptococci* e doenças infecciosas devido a doenças intestinais e vermes no intestino. No fígado, processos psicossomáticos, bactérias, vírus como *Escherichia, Enterovirus coxsackie* no pâncreas - baço, bactérias como *Campylobacter coli,* no estômago e bactérias, vermes redondos e chatos como *Candida albicans, Escherchia, Campylobacter jejunum,* ancilóstomo no intestino delgado. Para o duodeno, havia bactérias, vermes redondos e chatos como *Candida glabrata, Gelicobacteri pylori, Giardia lamblia trop.* No intestino grosso, havia bactérias, fungos como *Campylobacter coli, Enterobacter, Proteus, Oxyuren, Entamoeba coli,* processos psicossomáticos na parte superior e bactérias, vermes redondos e chatos como *Campylobacter coli, Trichuris trichiura, Enterobacter* e *Entamoeba coli* na parte inferior. Nos rins, havia bactérias como *Escherichia, Streptococci,* nefrite. Para o útero esquerdo, havia bactérias como *Echerichia* e doenças ginecológicas, cistoma ovariano no útero, além de *Chlamydia trach, Streptococci, Peptococci, Peptostreotococci* no útero direito. Para a bexiga/intestino delgado, havia bactérias, fungos como *Candida albicans, Peptococci* e doenças ginecológicas na parte esquerda e bactérias, doenças intestinais e vermes, hamorhoiden na parte direita. Para o sistema imunitário/glândulas mamárias, havia doenças ginecológicas, deficiência hormonal hormonais como o Molibdénio met. D200, deficiência de vitaminas como Manganum met. D200 , deficiência psicossomática na parte esquerda e deficiência hormonal como Molybdenum met. D200, deficiência de fermento como Zincum met. D200 na parte direita.

Após 10 minutos de terapia de biorressonância passiva horizontal, a energia aumentou e o chakra do plexo solar abriu-se adicionalmente, como se vê na segunda parte da Figura 13.

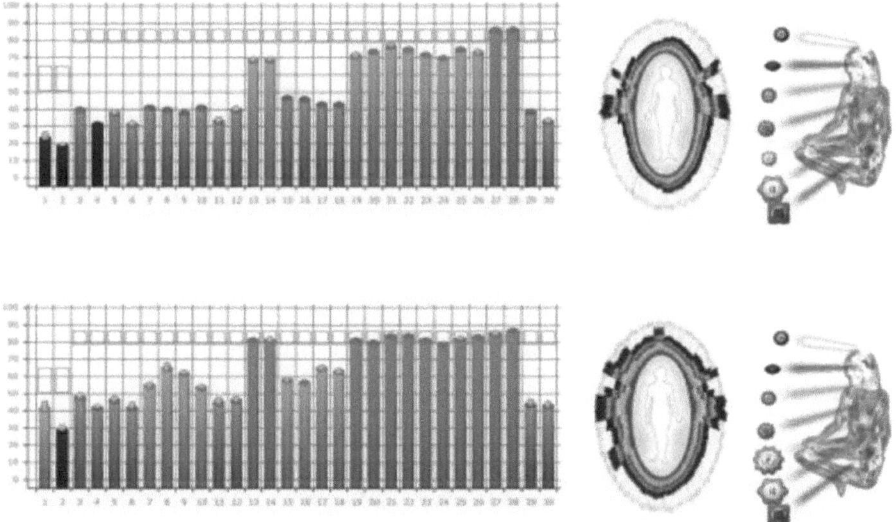

**Figura 13.** Resultados da quinta análise da filha do primeiro grupo.

Duas semanas mais tarde, pouco antes do primeiro dia do último terço do mês de Shaban, foi efectuada a sexta análise, quando ela estava na sua menstruação. O organismo estava hipoenergético, apenas com os chakras raiz e sacro abertos, como se pode ver na primeira parte da figura 14. Havia um nível médio de intoxicação exógena e endógena, carga de radiação, desgaste dos sistemas nervoso, imunitário, linfático e endócrino, com lesões intestinais, sanguíneas e linfáticas. Após 10 minutos de terapia de biorressonância passiva horizontal, a energia aumentou e a aura foi preenchida e todos os chakras, exceto o da raiz e o do plexo solar, abriram-se, como se pode ver na segunda parte da Figura 14.

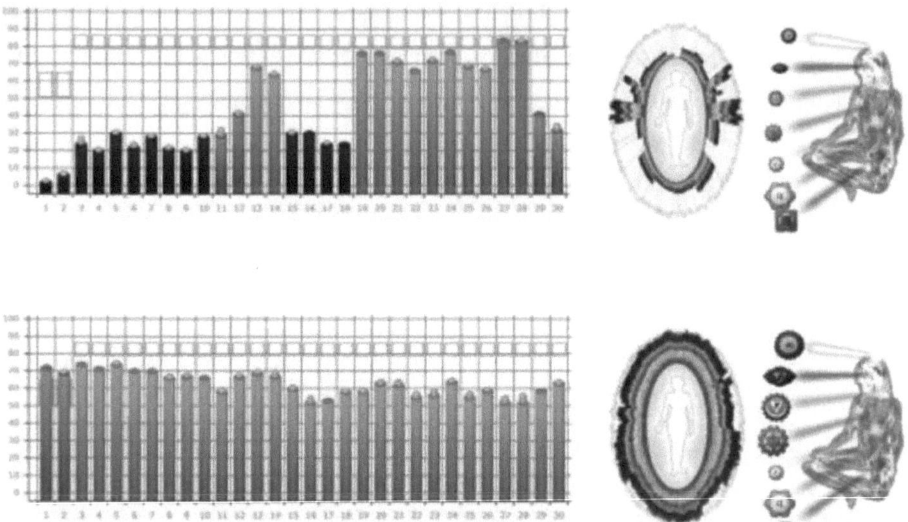

**Figura 14.** Resultados da sexta análise da filha do primeiro grupo.

Depois de duas semanas de jejum, leitura do Alcorão inteiro e realização de tarawih durante o mês do Ramadão, teve a sua menstruação e foi analisada durante a menstruação. De acordo com esta sétima análise, o organismo estava normoenergético, com a aura quase completa e todos os chakras, exceto o plexo solar, abertos, como se pode ver na Figura 15. Não havia intoxicação exógena e endógena, normotonia dos sistemas nervoso, imunitário, linfático e endócrino, mas um nível médio de carga de radiação com danos nos intestinos, no sangue e na linfa.

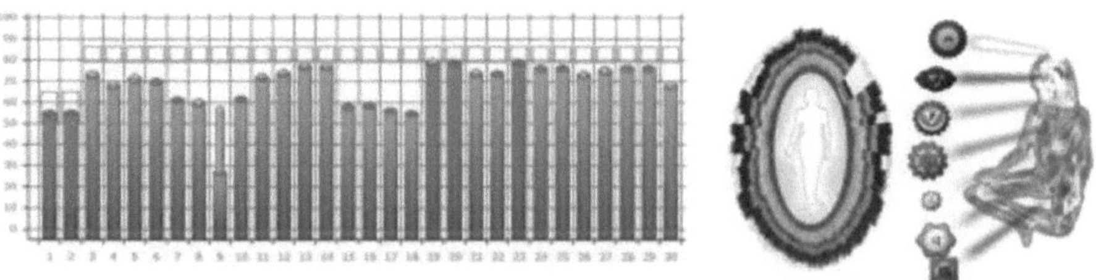

**Figure 15.** Os resultados da sétima análise da filha do primeiro grupo.

Ela jejuava e fazia tarawih desde o fim da menstruação até ao fim do mês do Ramadão. Após o mês do Ramadão, os muçulmanos faziam 3 dias de Bayram (feriado santo) sem jejum e tarawih. E, de acordo com a regra muçulmana, jejuar 6 dias no mês de Shawwal (o mês seguinte após o Ramadão), para além de jejuar 30 dias no mês do Ramadão, significava jejuar o ano inteiro. Assim, jejuou mais 6 dias logo após o Ramadão Bayram e, durante o seu último jejum, foi analisada. De acordo com esta oitava e última análise, o organismo estava normoenergético, com a aura quase cheia e todos os chacras abertos, como se pode ver na Figura 16. Havia o mais baixo nível de intoxicação exógena e endógena, normotonia dos sistemas nervoso, imunitário, linfático e endócrino, mas com lesões intestinais, sanguíneas e linfáticas. Havia vírus e ADN de vírus na glândula tiroide esquerda, *Escherichia* e *Trichuris trichiura* na parte inferior do intestino grosso, bactérias como *Streptococcus haemolyt* no útero direito, deficiência hormonal como Molybdenum met. D200 no sistema imunitário / glândulas mamárias com processos psicossomáticos na parte esquerda.

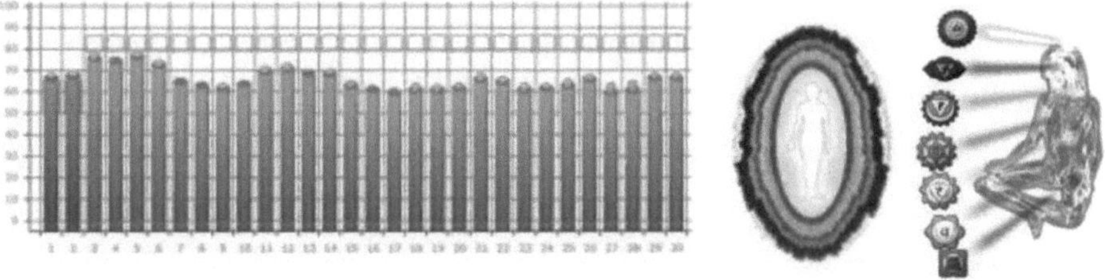

**Figure 16.** Os resultados da oitava análise da filha no primeiro grupo de estudo de caso.

## 111.2. Os resultados da análise para os familiares do primeiro grupo

### 111.2.1. *Os resultados da análise do segundo grupo*

No segundo grupo (II), havia 6 pessoas como a esposa do irmão da "mãe" no primeiro grupo (I), um filho de 12 anos e uma filha de 8 anos, o pai desta esposa, a tia desta esposa e a avó desta esposa analisadas, respetivamente.

De acordo com os resultados da análise da primeira pessoa deste segundo grupo, o organismo em geral encontrava-se no nível hipoenergético e todos os chakras fechados, como se pode ver na primeira parte da Figura 17. Havia um nível médio de intoxicação exógena e endógena, carga de radiação e um baixo nível de desgaste dos sistemas nervoso, imunitário, linfático e endócrino, com danos nos intestinos, na linfa e no sangue. Havia bactérias, principalmente *Aspergillus niger, Kingella* no hemisfério esquerdo do cérebro - sistema circular sanguíneo e bactérias como *Nocardia asteroides, Kingella, Streptococci* no hemisfério direito do cérebro - sistema circular sanguíneo. Para o seio esquerdo, havia bactérias, vírus, fungos, principalmente *Candida albicans, Estreptococos,* Adenovírus, pólipos, Sinusite maxilar. Para o seio direito, havia bactérias e vírus, especialmente *Actinomyces israelii* e também processos alérgicos. Na amígdala esquerda obtiveram-se bactérias, vírus, DNA de vírus e fungos como *Chlamydia, Streptococcus haemolyt,* Adenovirus, Tonsil pharyngea, além de bactérias, fungos, vírus e DNA de vírus, especialmente *Streptococci, Chlamydia,* Adenovirus, Tosilla tubaria na amígdala direita. Para a glândula tiroide, foram encontrados vírus e Struma-cyste na glândula esquerda. Nos ouvidos e dentes, havia bactérias, vírus, fungos, DNA de vírus, especialmente *Mycosis oris, Chlamydia, Streptococci* e Adenovirus na parte esquerda e bactérias, vírus, fungos como *Streptococci, Chlamydia* e Adenovirus na parte direita. No coração, havia bactérias, DNA de vírus como Nigerason e complicações de Albicans, *Streptococci, Enterovirus coxsackie.* Para o pulmão esquerdo, havia bactérias, vírus, fungos, DNA de vírus como *Candida albicans, Cryptococcus neoformas, Histoplasma,* Adenovirus e para o pulmão direito, havia bactérias, especialmente *Mycoplasma pneumoniae*, *Cryptococcus neoformas, Streptococcus*, e doença infecciosa devido a doenças intestinais e vermes no intestino. Havia alergias alimentares como Acidum formicicum D6, processos psicossomáticos relacionados com o hipotálamo D800 no fígado e bactérias como *Candida albicans, Streptococci, Clonorchis metacercana* na vesícula biliar. Para além das bactérias, o ARN do vírus, ou seja, o *Enterovírus coxsackie* e a deficiência de fermentação como o Zincum met. D200 no pâncreas - baço, havia bactérias, vermes redondos e chatos, especialmente *Candida albicans, Campylobacter coli,* Ancylostoma duodenale no estômago, bactérias como *Candida albicans, Candida glabrate, Campylobacter jejunum, Ascaris female lumb,* ancilóstomo, *Enterovirus coxsackie* e processos psicossomáticos no intestino delgado. Para o duodeno, havia bactérias, como *Candida albicans, Candida glabrata, Escherichia, Giardia lamblia trop* e processos psicossomáticos. Para o intestino grosso, havia bactérias, protozoários, fungos, vermes redondos e chatos como *Candida albicans, Candida glabrata, Campylobacter coli, Escherichia, Proteus, Streptococci, Enterobius verm, Oxyuren, Trichinose, Entamoeba coli,* processos psicossomáticos na parte superior, além de todos esses e também *Trichuris trichiura, Dientamoeba fragilis* na parte inferior. Nos rins, havia bactérias como *Escherichia,* doenças *infecciosas*, nefrite. Para o útero direito, havia bactérias como *Chlamydia trach, Escherichia Peptococci, Peptostreotococci, Proteus, Streptococci* e doenças infecciosas, para além de *Escherichia, Proteus,* doenças infecciosas no útero direito. Para a bexiga/intestino delgado, havia fungos bacterianos como *Mycot. fluor., Escherichia* na parte esquerda, bactérias como *Candida glabrata, Escherichia* na parte direita. Para o sistema imunitário/glândulas mamárias, havia deficiência hormonal como Molybdenum met. D200, deficiência de fermento como Zincum met. D200 na parte esquerda, deficiência de vitaminas como Manganum met. D200, deficiência de microelementos como Cuprum met. D200 e doenças ginecológicas na parte direita.

Após 10 minutos de terapia de biorressonância passiva horizontal, a energia aumentou e os chakras do plexo solar e da coroa abriram-se, como se vê na segunda parte da Figura 17.

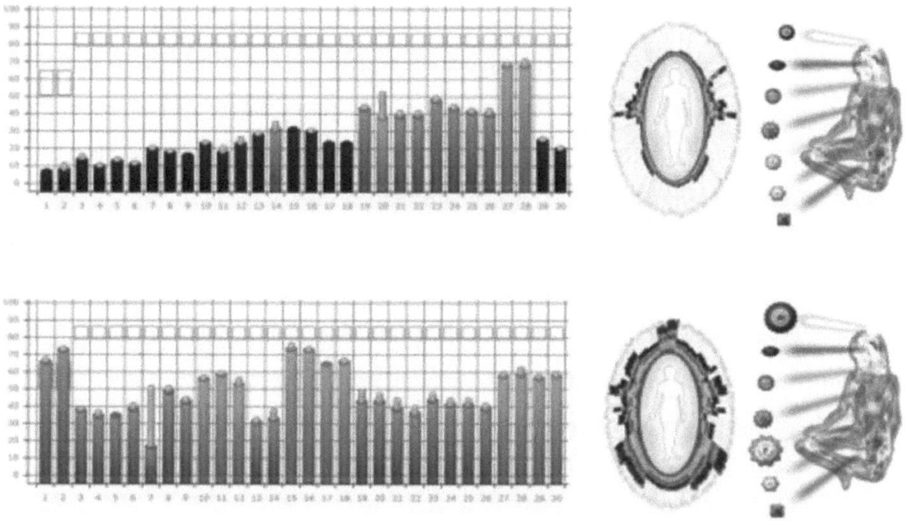

**Figure 17.** Os resultados da análise da primeira pessoa do segundo grupo.

Do mesmo modo, de acordo com os resultados da análise do filho da primeira pessoa, o organismo em geral estava hipoenergético e todos os chakras fechados, como se pode ver na primeira parte da Figura 18. Havia um nível médio de intoxicação exógena e endógena, carga de radiação e um baixo nível de desgaste dos sistemas linfático e endócrino com danos no sangue, intestino e linfa. Apesar da normotonia do sistema nervoso, o desgaste do sistema imunitário era elevado, devido à gripe que o doente teve durante a análise.

Havia vírus, *Aspergillus niger, Kingella, Enterovirus coxsackie,* processos psicossomáticos no hemisfério esquerdo do cérebro - sistema circular do sangue e bactérias, *Aspergillus niger, Enterovirus coxsackie, Streptococci* no hemisfério direito do cérebro - sistema circular do sangue. Para o seio esquerdo, havia bactérias, fungos, especialmente *Candida albicans, Actinomyces israelii, Chlamydia, Streptococci,* pólipos, Sinusite maxilar. Para o seio direito, havia bactérias, fungos, DNA de vírus, especialmente *Candida albicans, Actinomyces israelii, Chlamydia, Streptococci,* Adenovirus. Na amígdala esquerda havia bactérias, vírus como *Chlamydia,* além de bactérias, vírus como *Candida albicans, Chlamydia* e Tosilla pharyngea na amígdala direita. Para a glândula tiroide, foram encontrados vírus e Struma-cyste na glândula direita. Para os ouvidos e dentes, havia bactérias, fungos, paradontose. No coração, havia bactérias, vírus, fungos, complicações de Nigerason e Albicans, *Estreptococos.* Para o pulmão esquerdo, havia bactérias, vírus, especialmente *Candida albicans, Aspergilus fumigatus, Mycoplasma pneumoniae, Streptococcus,* Adenovirus e para o pulmão direito, havia bactérias, especialmente *Candida albicans, Aspergilus fumigatus, Cryptococcus neoformas, Histoplasma, Streptococcus.* Havia alergias alimentares como Acidum formicicum D6, processos psicossomáticos relacionados com o hipotálamo D800 no fígado e bactérias como *Clonorchis metacercana, Lamblia intestinalis* na vesícula biliar. Para além das bactérias *Escherichia* no pâncreas - baço, existiam bactérias *Candida albicans* no estômago, bactérias *Escherichia, Enterococci* no intestino delgado. Para o duodeno, havia bactérias como *Candida albicans, Candida glabrata, Gelicobacter pylori* e processos psicossomáticos. Para o intestino grosso, havia bactérias, protozoários, fungos, vermes redondos e achatados como *Candida glabrata, Campylobacter coli, Enterobacter, Escherichia, Proteus, Streptococci, Enterobius verm* na parte superior, além destes e também *Oxyuren, Trichinose, Entamoeba coli,* processos psicossomáticos na parte inferior. Nos rins, havia bactérias como *Escherichia,* nefrite na parte esquerda, bactérias como *Escherichia* e *Streptococci* na parte direita. Para a próstata, havia bactérias como *Chlamydia trach, Escherichia Peptococci, Peptostreotococci, Proteus, Streptococci.* Para a bexiga/intestino delgado, havia bactérias como *Candida glabrata, Escherichia, Peptococci, Streptococci, Candida glabrata.* Para o sistema imunitário/sistemas linfáticos, havia deficiência hormonal como Molibdénio met. D200 na parte esquerda, para além desta e também deficiência de fermentos como Zincum met. D200, deficiência de vitaminas como Magnum met. D200 na parte direita.

Após 5 minutos de terapia de biorressonância passiva horizontal, a energia aumentou e o chakra da coroa abriu-se, como se vê na segunda parte da Figura 18.

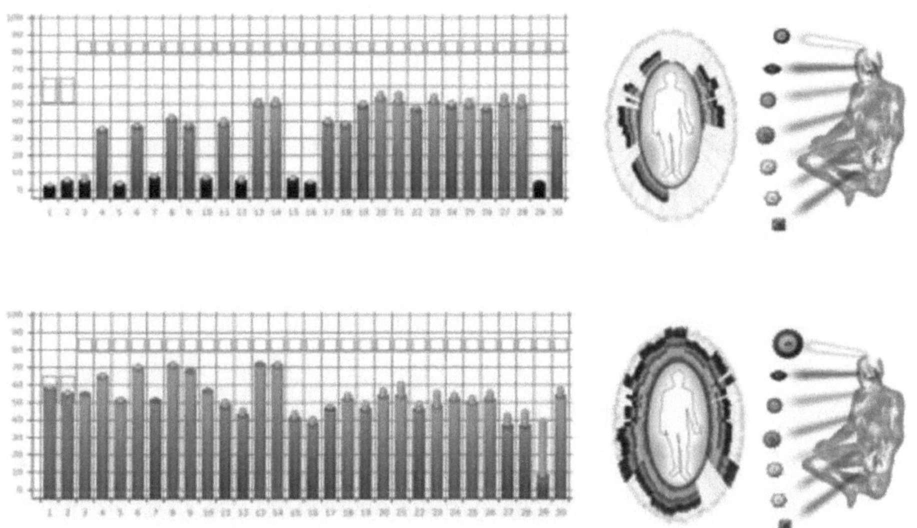

**Figure 18.** Os resultados da análise da segunda pessoa do segundo grupo.

De acordo com os resultados da análise da filha da primeira pessoa, o organismo em geral estava hipoenergético, com apenas os chakras raiz e sacro abertos, como se pode ver na primeira parte da Figura 19. Havia um baixo nível de intoxicação exógena e endógena, carga de radiação e um nível médio de desgaste dos sistemas nervoso, imunitário, linfático e endócrino, com danos nos intestinos, na linfa e no sangue.

No hemisfério esquerdo do cérebro - sistema circular sanguíneo, havia bactérias, fungos, vírus, especialmente *Aspergillus fumigatus, Kingella, Nocardia asteroides* e no hemisfério direito do cérebro - sistema circular sanguíneo, bactérias como *Aspergillus niger, Nocardia asteroides,* processos psicossomáticos. Para os seios paranasais, havia bactérias, vírus, DNA de vírus, Adenovírus, Sinusite maxilar e Sinusite frontal. Na amígdala esquerda havia bactérias, vírus como *Candida glabrata, Chlamydia,* Tonsil pharyngeal, na glândula tiroide havia vírus, DNA de vírus, Adenovirus, Struma-Cyste. Para os ouvidos e dentes, havia bactérias, fungos, vírus, DNA de vírus como *Mycosis oris, Chlamydia, Streptococci*, Adenovirus, paradontose. No coração, havia bactérias, vírus, fungos, especialmente *Streptococci*. Para o pulmão esquerdo, havia bactérias, fungos, vírus, DNA de vírus como *Candida albicans, Aspergilus fumigatus, Cryptococcus neoformas, Histoplasma, Mycoplasma pneumoniae, Streptococci,* Adenovirus e para o pulmão direito, havia bactérias, especialmente *Candida albicans, Cryptococcus neoformas, Histoplasma*. No fígado, havia alergias alimentares como Acidum formicicum D6, processos psicossomáticos relacionados com o hipotálamo D800 e, na vesícula biliar, bactérias, protozoários, fungos como *Candia albicans, Candida glabrata*. Para além das bactérias, vírus como *Escherichia, Enterovirus coxsackie,* deficiência de fermento como Zincum met. D200, alergias alimentares como Acidum formicicum D6, processos psicossomáticos relacionados com o hipotálamo D800 no pâncreas - baço, havia bactérias como *Candida albicans, Camphylobacter coli,* deficiência de fermento como Zincum met. D200, alergias alimentares como Acidum formicicum D6, processos psicossomáticos relacionados com o hipotálamo D800 no estômago. No intestino delgado, foram detectados bactérias, vírus, fungos, ARN de vírus, vermes redondos e achatados como

*Candida albicnas, Candida glabrata, Camphylobacter jejunum, Escherichia, Enterococci, Ascaris lumb fêmea,* ancilóstomo, *Enterovirus coxsackie,* alergias alimentares e processos psicossomáticos. Para o duodeno, havia bactérias como *Candida albicans, Candida glabrata, Escherichia, Gelicobacter pylori,* alergias alimentares, processos psicossomáticos. Para a parte superior do intestino grosso, havia bactérias, protozoários, fungos, vermes redondos e chatos como *Candida glabrata, Campylobacter coli, Enterococci, Enterobacter, Escherichia, Proteus, Streptococci, Enterobius verm, Oxyuren, Trchuris trichiura, Dientamoeba fragilis, Entamoeba coli,* alergias alimentares, processos psicossomáticos. Nos rins, havia bactérias como *Escherichia, Streptococcus fecal, Streptococcus piogen, Staphylococcus aureus,* doenças infecciosas, nefrite. Para o útero, havia bactérias como *Chlamydia trach, Escherichia, Peptostreotococci, Proteus, Streptococci,* cistoma ovariano na parte esquerda, bactérias como *Peptococci, Streptococci,* doenças ginecológicas na parte direita. Para a bexiga/intestino delgado, havia bactérias, fungos como *Candida albicans*, *Candida glabrata, Candida robusta, Escherichia, Peptococci, Streptococci,* doenças infecciosas, vermes, doenças ginecológicas. Para o sistema imunitário/sistemas linfáticos, havia deficiência hormonal como Molibdénio met. D200, deficiência de fermentação como Zincum met. D200 na parte esquerda, deficiência desses e de microelementos como Cobalt met. D200, Cuprum met. D200, doenças ginecológicas, processos psicossomáticos na parte direita.

Após 5 minutos de terapia de biorressonância passiva horizontal, a energia aumentou, mas apenas os chakras raiz e sacro se abriram, como se pode ver na segunda parte da Figura 19. Ela disse que sentiu comichão e algo no peito direito durante esta terapia. A mãe disse que ela normalmente estava muito zangada e gritava muito e esta filha também disse que o seu peito direito estava a doer. Uma vez que foram encontradas demasiadas bactérias, vírus, fungos, protozoários e tumores, as frequências que matam todos eles e que servem para a desintoxicação foram-lhe dadas através da terapia de biorressonância ativa com o aparelho ATM - Helper-Personal.

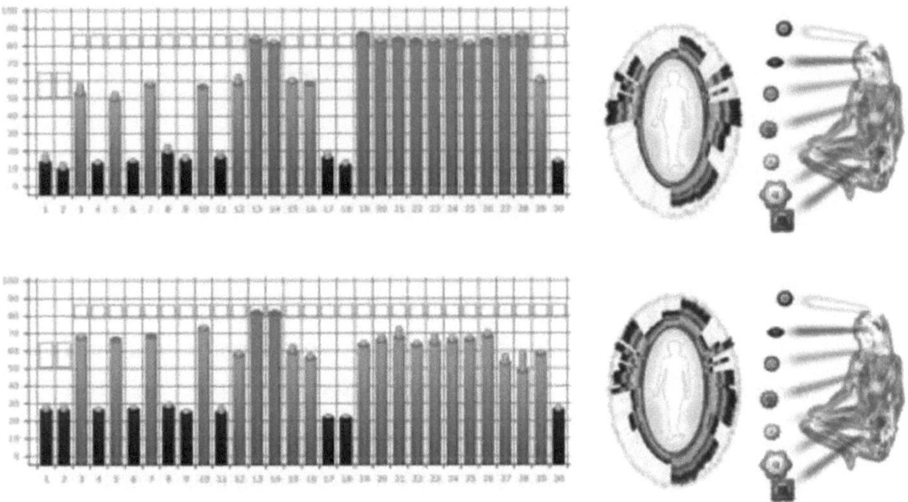

**Figura 19.** Resultados da análise da terceira pessoa do segundo grupo.

De acordo com os resultados da análise do pai da primeira pessoa, o organismo em geral era normoenergético, com uma boa aura e os chakras sacro, do coração e do terceiro olho abertos, como se pode ver na Figura 20. Havia um nível baixo de intoxicação exógena e de desgaste do sistema imunitário, um nível médio de carga de radiação, um nível alto de intoxicação endógena e um nível médio-alto de desgaste dos sistemas nervoso, linfático e endócrino com danos no sangue, nos intestinos e na linfa.

Havia bactérias, fungos, como *Nocardia asteroides, Streptococci, Enterovirus coxsackie* no hemisfério esquerdo do cérebro - sistema circular do sangue e bactérias, vírus, RNA de vírus como *Aspergillus fumigatus,* S *treptococci* no hemisfério direito do cérebro - sistema circular do sangue. Para o seio esquerdo, havia bactérias e DNA de vírus, especialmente *Candida albicans, Actinomyces israelii, Staphylococcus aureus,* pólipos. Bactérias e fungos como *Candida albicans* foram obtidos na amígdala, além de bactérias, RNA de vírus no coração e na amígdala direita. Para o pulmão esquerdo, havia bactérias como *Candida albicans, Histoplasma*, além de processos psicossomáticos no fígado. Na vesícula biliar, havia bactérias como *Candida albicans, Candida glabrata,* trematódeos, bactérias como *Escherichia* no pâncreas - baço, bactérias como *Enterococci, Ascaris lumb fêmea* no intestino delgado. Para o duodeno, havia bactérias, protozoários como *Candida albicans, Escherichia, Giardia lamblia trop,* processos psicossomáticos. Na parte superior do intestino grosso, havia *Enterococci, Oxyuren*. No rim esquerdo, havia bactérias, doenças infecciosas, nefrite. Na próstata esquerda, havia bactérias como *Proteus,* bactérias como *Chlamydia trach, Streptococcus fecal, Streptococcus haemolyt* na próstata direita. Para a bexiga/intestino delgado, havia bactérias como *Candida robusta* na parte esquerda, bactérias, fungos como *Candida albicans, Candida glabrata, Mycot. fluor,* doenças infecciosas, vermes na parte direita. Para o sistema imunitário/sistemas linfáticos, havia deficiência hormonal como Molybdenum met. D200, deficiência de fermento como Zincum met. D200 na parte esquerda, deficiência desses e de microelementos como Cobalto met. D200 na parte direita.

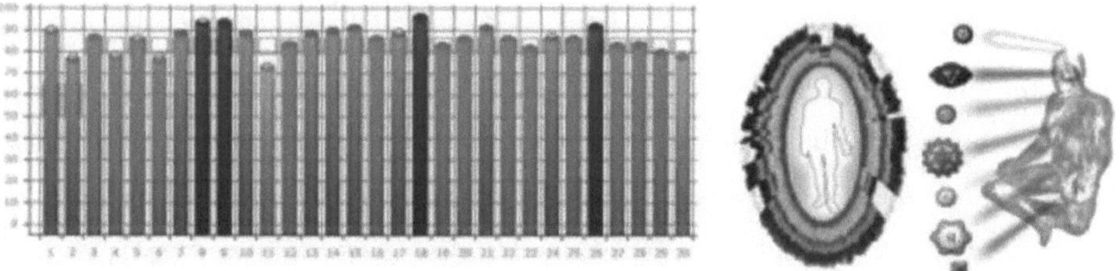

**Figura 20.** Resultados da análise da quarta pessoa do segundo grupo.

De acordo com os resultados da análise da tia da primeira pessoa, o organismo em geral estava normoenergético com uma boa aura e todos os chakras, exceto o coração e o terceiro olho, estavam abertos, como se pode ver na Figura 21. Não havia intoxicação exógena e havia normotonia para os sistemas linfático e endócrino, para além de um nível muito baixo de intoxicação endógena, carga de radiação, desgaste dos sistemas nervoso e imunitário com danos no sangue, intestinos e linfa. A doente afirmou estar tranquila, ter-se reformado ainda jovem e ter ultrapassado uma experiência traumática na sua vida.

Havia bactérias, fungos, como *Nocardia asteroides, Streptococci, Kingella* no hemisfério esquerdo do cérebro - sistema circular do sangue e bactérias, vírus, RNA de vírus como *Kingella, Streptococci, Enterovirus coxsackie* no hemisfério direito do cérebro - sistema circular do sangue. Para o seio nasal, havia bactérias como *Chlamydia, Actinomyces israelii*. Na amígdala, obtiveram-se bactérias e fungos como *Candida albicans, Candida glabrata*. Havia vírus, processos psicossomáticos na glândula tiroide, bactérias como *Mycosis oris, Chlamydia,* Adenovirus no ouvido direito - dentes. Havia complicação de Albicans no coração esquerdo, para além das complicações de Albicans e Nigerason no coração direito. Para o pulmão direito, havia bactérias, fungos como *Mycoplasma pneumonia,* Adenovirus, além dos processos psicossomáticos no fígado. No estômago, havia bactérias como *Campylobacter coli*, no intestino delgado, bactérias como *Candida glabrata, Escherichia*, *Enterococci*, *Ascaris fêmea lumb*. Para o duodeno, havia bactérias, protozoários, fungos como *Candida albicans, Escherichia, Giardia lamblia trop,* ancilóstomo. Na parte superior do intestino grosso, havia bactérias, vermes redondos e chatos como *Campylobacter coli, Enterobacter, Enterococci, Escherichia, Entarobius verm, Streptococci, Trichinose,* processos psicossomáticos e havia bactérias, protozoários, fungos como *Candida albicans, Campylobacter coli, Enterobacter, Enterococci, Escherichia, Proteus, Streptococci, Trichinose, Trichuris trichina, Dientamoeba fragilis* na parte inferior. No rim, havia bactérias e doenças infecciosas e, no útero, havia bactérias e doenças ginecológicas. Para a bexiga/intestino delgado, havia bactérias como *Candida robusta, Peptococci*. Para o sistema imunitário/sistemas linfáticos, havia deficiência hormonal como Molibdénio met. D200, deficiência de fermentos como Zincum met. D200, deficiência de microelementos como Cobalto met. D200.

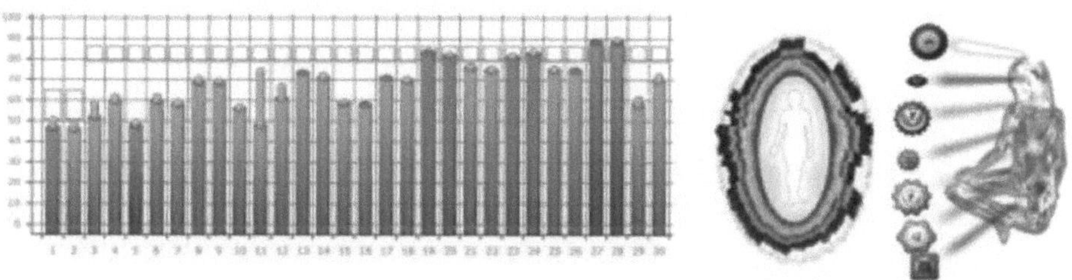

**Figura 21.** Resultados da análise da quinta pessoa do segundo grupo.

Da mesma forma, de acordo com os resultados da análise da avó da primeira pessoa, o organismo em geral estava hipoenergético, com apenas os chakras raiz e sacro abertos, como se pode ver na primeira parte da Figura 22. Havia baixo nível de intoxicação exógena e endógena, carga de radiação, desgaste dos sistemas nervoso, imunitário, linfático e endócrino com danos no sangue, intestino e linfa.

Havia bactérias e vírus como *Asprgillus niger, Nocardia asteroides, Streptococci, Enterovirus coxsackie* no hemisfério esquerdo do cérebro - sistema circular de sangue e bactérias, fungos e RNA de vírus como *Kingella, Enterovirus coxsackie* no hemisfério direito do cérebro - sistema circular de sangue. Para o seio nasal, havia bactérias e vírus como *Chlamydia,* Adenovirus na parte esquerda e bactérias, fungos e DNA de vírus como *Candida albicans, Actinomyces israelii, Chlamydia, Streptococci* na parte direita. Bactérias e vírus como *Chlamydia, Streptococci,* Adenovirus na amígdala esquerda, *Candida glabrata* na amígdala direita. Havia vírus, Adenovirus, processos psicossomáticos, Struma- cyste na glândula tiroide, bactérias, vírus, fungos como *Mycosis oris, Streptococci* no ouvido - dentes. Havia complicações de Albicans e Nigerason no coração esquerdo, bactérias, *Enterovirus coxsackie* no coração direito. Havia bactérias, fungos como *Mycoplasma pneumonia,* vermes no pulmão esquerdo e bactérias como *Aspergillus fumigatus* no pulmão direito. Havia bactérias como *Escherichia, Clonorchis metacercana*, trematódeos na vesícula biliar, bactérias como *Candida albicans, Candida glabrata, Campylobacter coli, Helicobacter, Ancylostoma duodenal* no estômago, bactérias, fungos como *Candida glabrata, Escherichia, Campylobacter jejunum, Ascaris fêmea lombar, Enterovirus coxsackie* no intestino delgado. Para o duodeno, havia bactérias como *Candida glabrata, Gelicobacter pylori,* ancilostomíase. Na parte superior do intestino grosso, havia bactérias, vermes redondos e achatados como *Candida glabrata, Proteus, Enterococci, Escherichia, Entarobius verm, Oxyuren, Dientamoeba fragilis,* e havia bactérias, protozoários, vermes redondos e achatados como *Enterobacter, Enterococci, Streptococci, Trichinose, Oxyuren* na parte inferior. No rim, havia bactérias como *Escherichia, Streptococci,* doenças infecciosas e, no útero, havia bactérias como *Eschrichia, Proteus, Streptococci* na parte esquerda e bactérias como *Chlamydia trach*, doenças ginecológicas na parte direita. Para a bexiga/intestino delgado, havia bactérias como *Candida glabrata, Escherichia, Streptococci,* doenças infecciosas, vermes. Para o sistema imunitário/sistemas linfáticos, havia deficiência hormonal como Molibdénio met. D200, deficiência de vitaminas como Manganum met. D200, deficiência de microelementos como Cuprum met. D200.

Após 10 minutos de terapia de biorressonância passiva horizontal, a energia e a aura aumentaram e todos os chakras, exceto a garganta e o terceiro olho, abriram-se, como se pode ver na segunda parte da Figura 22.

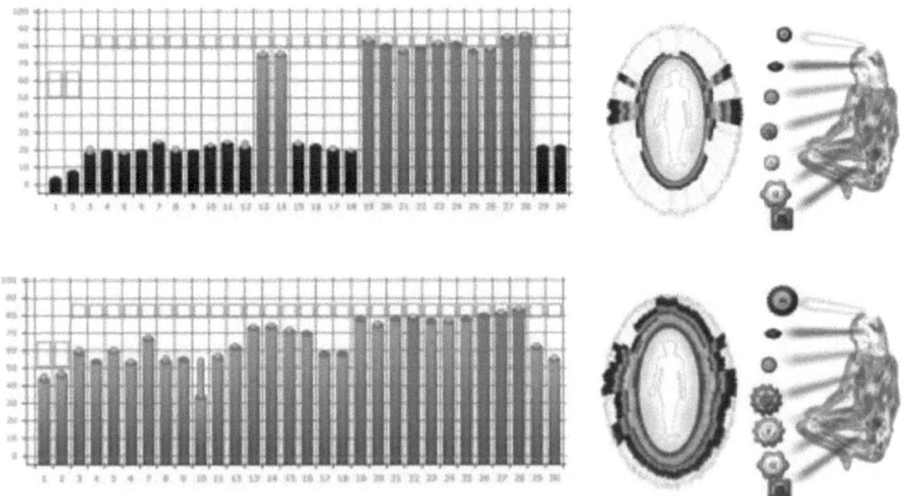

**Figura 22.** Resultados da análise da sexta pessoa do segundo grupo.

### 111.2.1.1. *Os resultados da análise para os vizinhos do segundo grupo*

Neste estudo de caso, havia 6 grupos de famílias como vizinhos do segundo grupo (II).

O sétimo (VII) e o oitavo grupos (VIII) tinham mães e filhos, para além das mães do nono ao décimo segundo grupos (IX - XII), respetivamente.

De acordo com os resultados da análise da mãe do sétimo grupo (VII), o organismo em geral estava hipoenergético, com apenas o chakra da raiz aberto, como se pode ver na primeira parte da Figura 23. No entanto, não havia intoxicação exógena e endógena, não havia danos nos intestinos e havia um baixo nível de desgaste dos sistemas linfático e endócrino, um nível médio de desgaste dos sistemas nervoso e imunitário com danos no sangue e na linfa. Havia bactérias no hemisfério esquerdo do cérebro - sistema circular do sangue, bactérias como *Kingella, Streptococci, Enterovirus coxsackie* no hemisfério direito do cérebro - sistema circular do sangue, bactérias, DNA de vírus, especialmente *Candida albicans* na amígdala direita, processos psicossomáticos relacionados com o hipotálamo D800 na glândula tiroide esquerda, bactérias no pulmão direito, deficiência hormonal como Molybdenum met. D200, deficiência de microelementos como Cuprum met. D200 no sistema imunitário esquerdo / glândula mamária. Após 5 minutos de terapia de bioressonância horizontal passiva, a energia aumentou e o chacra sacro foi adicionalmente aberto, como se vê na segunda parte da Figura 23.

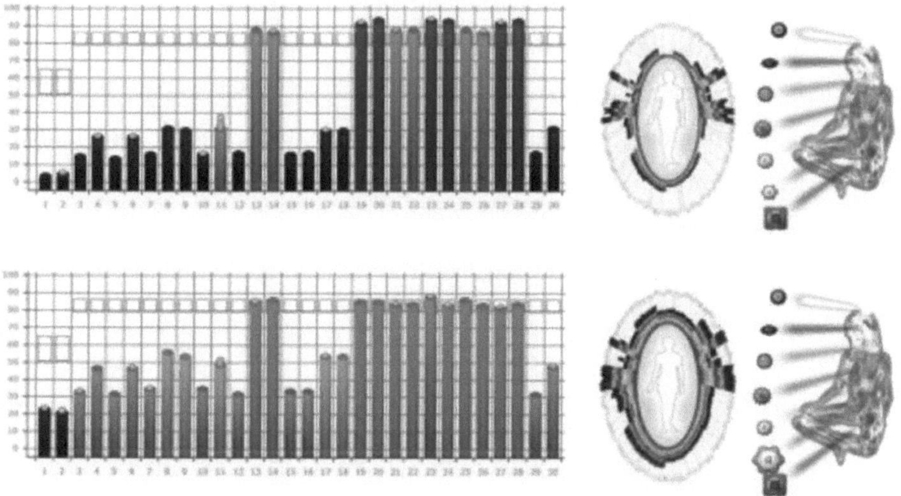

**Figura 23.** Resultados da análise da mãe do sétimo grupo.

De acordo com os resultados da análise do filho da mãe no sétimo grupo (VII), o organismo em geral era normoenergético com uma boa aura e todos os chacras, exceto o chacra raiz e o chacra sacro, abertos, como se pode ver na Figura 24. Havia um alto nível de intoxicação exógena e endógena, carga de radiação, um nível médio - alto de desgaste do sistema endócrino com danos no sangue e na linfa, mas normotonia para os sistemas nervoso e linfático. Havia bactérias, vírus como *Streptococci, Enterovirus coxsackie,* processos psicossomáticos no hemisfério direito do cérebro - sistema circular do sangue, vírus na glândula tiroide esquerda, vírus, RNA de vírus como *Enterovirus coxsackie* no coração direito, bactérias, fungos no pulmão direito.

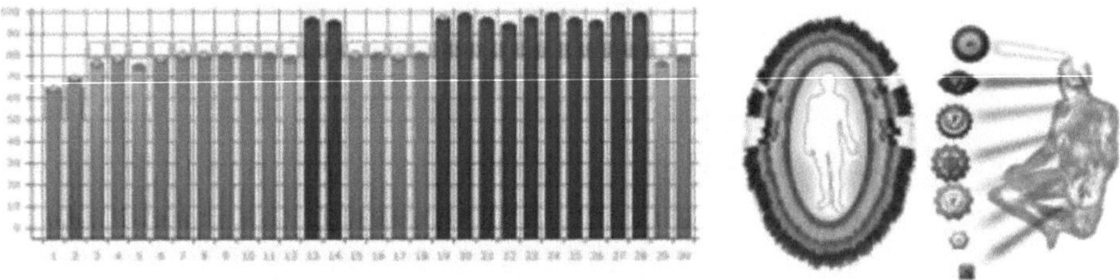

**Figura 24.** Resultados da análise do filho do sétimo grupo.

De acordo com os resultados da análise da mãe do oitavo grupo (VIII), o organismo em geral era normoenergético com uma aura muito boa e todos os chakras, exceto o chakra sacral, abertos, como se pode ver na Figura 25. Embora houvesse um alto nível de intoxicação exógena e endógena, carga de radiação com danos no sangue e na linfa, foi encontrada normotonia nos sistemas nervoso, imunitário, endócrino e linfático. Havia bactérias como *Streptococcus haemolyt,* sinusite maxilar no seio esquerdo, tubária na amígdala esquerda, bactérias no pâncreas - baço, bactérias como *Escherichia* no duodeno, bactérias no útero esquerdo, bactérias como *Streptococcus fecal* na bexiga esquerda / intestino delgado.

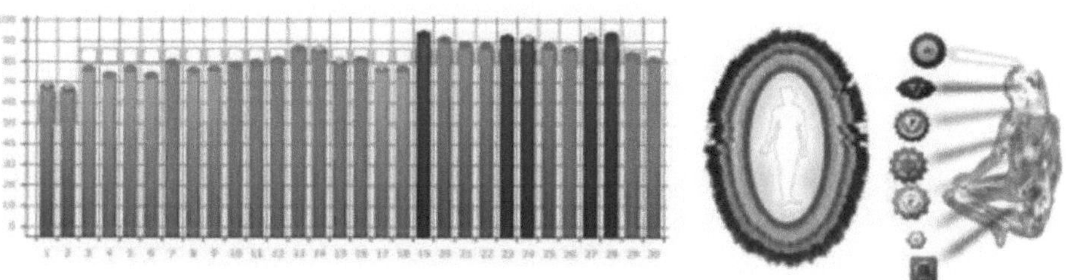

**Figura 25.** Resultados da análise da mãe do oitavo grupo.

De acordo com os resultados da análise do filho da mãe do oitavo grupo (VIII), o organismo em geral estava hipoenergético com todos os chacras, exceto o chacra raiz, fechados, como se pode ver na primeira parte da Figura 26. Havia baixo nível de intoxicação exógena e endógena, carga de radiação, desgaste dos sistemas nervoso, imunitário, endócrino e linfático com lesões no sangue e na linfa. Havia bactérias no hemisfério direito do cérebro - sistema circular do sangue, seio esquerdo e coração esquerdo, bactérias como *Histoplasma, Estreptococos* no pulmão direito, alergia alimentar como Acidum formicicum, processos psicossomáticos no duodeno, bactérias como *Streptococcus fecal, Streptococcus pigeon, Staphylococcus aureus* na bexiga esquerda / intestino delgado, deficiência hormonal como Molibdénio met. D200, deficiência de vitaminas como Manganum met. D200, processos alérgicos como Histaminum D60 no sistema imunitário / sistema linfático direito. Após 5 minutos de terapia de biorressonância passiva horizontal, a energia aumentou e o chacra sacro foi adicionalmente aberto, como se vê na segunda parte da Figura 26.

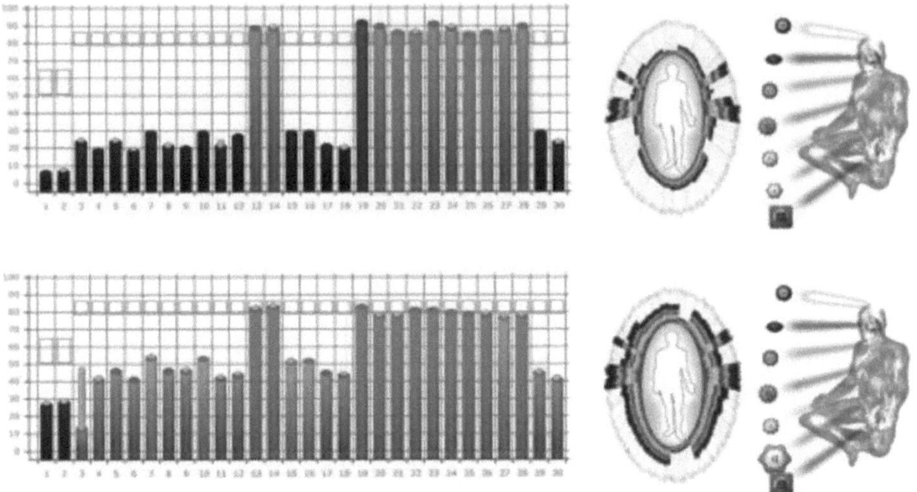

**Figura 26.** Resultados da análise do filho do oitavo grupo.

De acordo com os resultados da análise da mãe do nono grupo (IX), o organismo em geral estava hipoenergético com todos os chakras fechados, como se pode ver na primeira parte da Figura 27. O nível de intoxicação exógena e endógena era médio, a carga de radiação era elevada, o desgaste dos sistemas nervoso, imunitário, endócrino e linfático era elevado, com danos no sangue e na linfa.

Havia bactérias como *Aspergillus fumigates, Nocardia asteroides, Kingella, Streptococci, Enterovirus coxsackie* no hemisfério esquerdo do cérebro - sistema circular de sangue, bactérias, fungos como *Nocardia asteroides, Kingella, Enterovirus coxsackie*, processos psicossomáticos no hemisfério direito do cérebro - sistema circular de sangue, bactérias, fungos como *Candida albicans, Actinomyces israelii, Streptococci,* Adenovirus no seio esquerdo. Para a amígdala, foram obtidas bactérias e fungos na parte esquerda, bactérias, vírus, ADN de vírus, especialmente *Chlamydia, Streptococci, Staphylococcus aureus* na parte direita. Para a glândula tiroide, foram encontrados vírus, Adenovirus, Struma- cyste na parte esquerda, vírus, Adenovirus, processos psicossomáticos na parte direita. Havia bactérias como *Streptococci* no ouvido esquerdo - dentes, bactérias como *Mycosis oris, Streptococcus haemolyt* no ouvido direito - dentes, bactérias, fungos, RNA de vírus, complicação de Nigerason, *Enterovirus coxsackie* no coração esquerdo, bactérias, vírus, complicações de Nigerason e Albicans, *Staphylococcus aureus, Enterovirus coxsackie* no coração direito. Para o pulmão, foram observadas bactérias como *Aspergillus fumigates, Candida albicans, Histoplasma, Mycoplasma pneumonia, Streptococci, Staphylococcus aureus* na parte esquerda, bactérias, DNA de vírus, *Aspergillus fumigates, Streptococci,* Adenovirus na parte direita. Havia bactérias como *Escherichia, Lamblia intestinal, Staphylococcus aureus* na vesícula biliar, bactérias, processos psicossomáticos no pâncreas - baço, bactérias no estômago, bactérias como *Candida albicans, Campylobacter jejunum, Enterococci,* alergia alimentar como Acidum formicicum D6 no intestino delgado, bactérias, protozoários, fungos, especialmente *Candida albicans, Candida glabrata,* ancilostomíase, *Giardia lambda trop* no duodeno. Na parte superior do intestino grosso havia bactérias, fungos, *Enterococci, Proteus, Streptococci, Enterobius verm, Trichinose*, processos psicossomáticos e na parte inferior do intestino grosso havia bactérias, *Campylobacter coli, Enterobacter, Enterococci, Escherichia, Enterobius verm, Oxyuren, Entamoeba coli trop,* processos psicossomáticos. Relativamente ao rim, obtiveram-se bactérias como *Escherichia*, doenças infecciosas, pielonefrite na parte esquerda e bactérias como *Escherichia* na parte direita. No útero esquerdo, obtiveram-se bactérias como *Chlamydia trach, Peptococci, Streptococci,* cistoma ovariano; no útero direito, bactérias como *Peptostreotococci, Proteus*. Relativamente à bexiga/intestino delgado, foram encontradas bactérias como *Candida glabrata, Candia robusta*, doenças ginecológicas na parte esquerda, bactérias como *Candida albicans, Candaida glabrata, Peptococci, Streptococci*, hamorhoiden na parte direita. Existiam deficiências hormonais como Molibdénio met. D200, deficiência de vitaminas como Manganum met. D200 no sistema imunitário esquerdo / glândula mamária, deficiência hormonal como Molybdenum met. D200, deficiência de fermento como Zincum met. D200, deficiência de vitaminas como Manganum met. D200, deficiência de microelementos como Cobalt met. D200 e Cuprum met. D200 no sistema imunitário direito / glândula mamária.

Após 10 minutos de terapia de biorressonância passiva horizontal, a energia aumentou, mas todos os chakras continuaram fechados, como se pode ver na segunda parte da Figura 27.

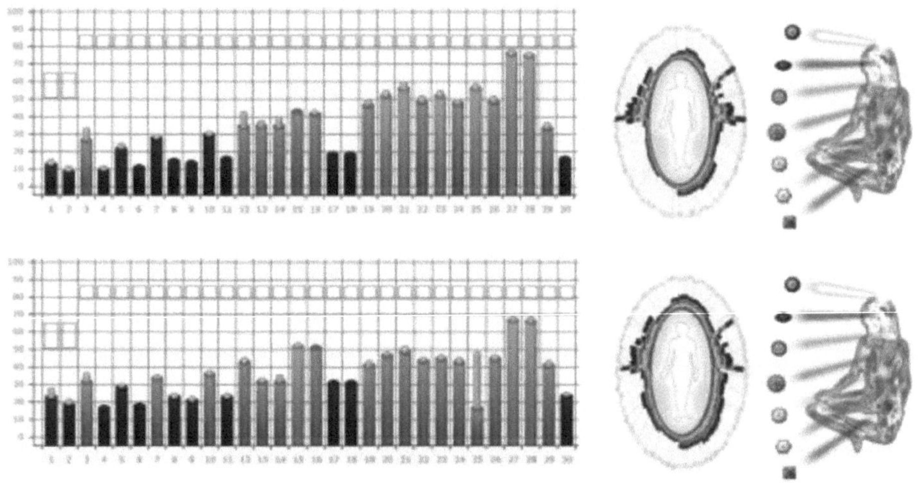

**Figura 27.** Resultados da análise da mãe do nono grupo.

De acordo com os resultados da análise da mãe do décimo grupo (X), o organismo em geral estava hipoenergético com todos os chakras, exceto o chakra da raiz, fechados, como se pode ver na primeira parte da Figura 28. Havia um elevado nível de intoxicação exógena e endógena, carga de radiação, desgaste dos sistemas nervoso, imunitário, endócrino e linfático com lesões no sangue e na linfa. Havia vírus como *Enterovirus coxsackie* no hemisfério esquerdo do cérebro - sistema circular sanguíneo, vírus, DNA de vírus como Adenovirus Sinusite frontal no seio direito, bactérias como *Candida glabrata,* Adenovirus na amígdala direita, vírus, Struma nods adenoma na glândula tiroide direita, bactérias como *Staphylococcus aureus* no ouvido direito - dentes, bactérias no estômago e duodeno, bactérias, fungos como *Escherichia, Streptococcus fecal* na parte superior do intestino grosso, bactérias como *Enterococci, Trichuris trichina, Entamoeba coli, Streptococcus pigeon* na parte inferior do intestino grosso. Depois de 10 minutos de terapia de biorressonância passiva horizontal, a energia aumentou, a aura foi preenchida e todos os chakras se abriram, como se vê na segunda parte da Figura 28.

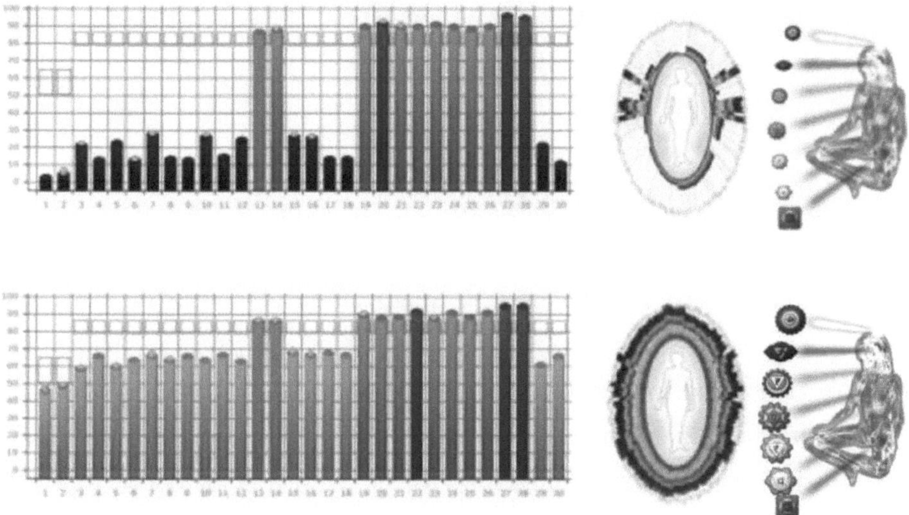

**Figura 28.** Resultados da análise da mãe do décimo grupo.

De acordo com os resultados da análise da mãe do décimo primeiro grupo (XI), o organismo em geral era normoenergético, com uma aura muito boa e todos os chacras abertos, como se pode ver na Figura 29. Havia um nível elevado de intoxicação exógena, um nível médio de carga de radiação, mas não havia intoxicação endógena, normotonia dos sistemas nervoso, imunitário, endócrino e linfático, sem danos no sangue. Havia bactérias, processos alérgicos no hemisfério direito do cérebro - sistema circular do sangue, vírus na glândula tiroide esquerda, bactérias como *Streptococci* no ouvido esquerdo - dentes, bactérias e trematódeos na vesícula biliar, bactérias no duodeno, bactérias, vermes redondos e chatos, especialmente *Oxyuren*, processos psicossomáticos na parte inferior do intestino grosso, bactérias como *Streptococcus fecal*, doenças ginecológicas no útero direito. Durante a análise, ela estava no seu período menstrual. Disse que era professora, que adorava o seu trabalho e os seus alunos e que isso a fazia feliz.

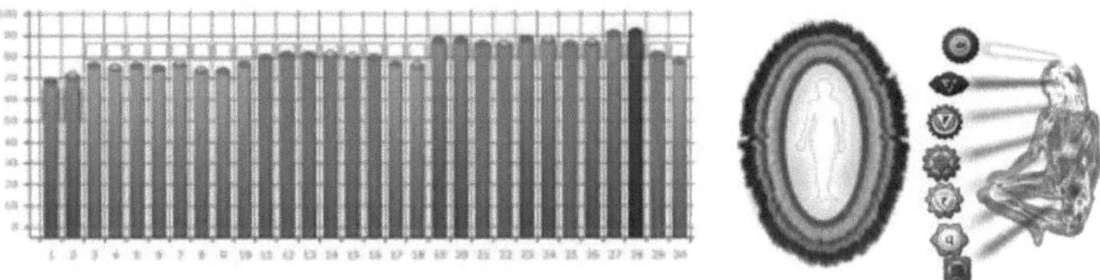

**Figura 29.** Resultados da análise da mãe do décimo primeiro grupo.

De acordo com os resultados da análise da mãe do décimo segundo grupo (XII), o organismo em geral era normoenergético, com uma aura muito boa e todos os chakras abertos, como se pode ver na Figura 30. Havia um nível elevado de intoxicação endógena com danos no sangue e na linfa, um nível baixo de carga de radiação mas sem intoxicação exógena, normotonia nos sistemas nervoso, imunitário, endócrino e linfático. Havia bactérias, nomeadamente *Staphylococcus aureus* na amígdala direita, ARN de vírus, processos psicossomáticos no coração esquerdo, bactérias no pulmão direito e no útero esquerdo. Ela disse que estava feliz com a sua vida em geral, mas queria algo e esperava algo especial de Alá para ela sem fazer nada.

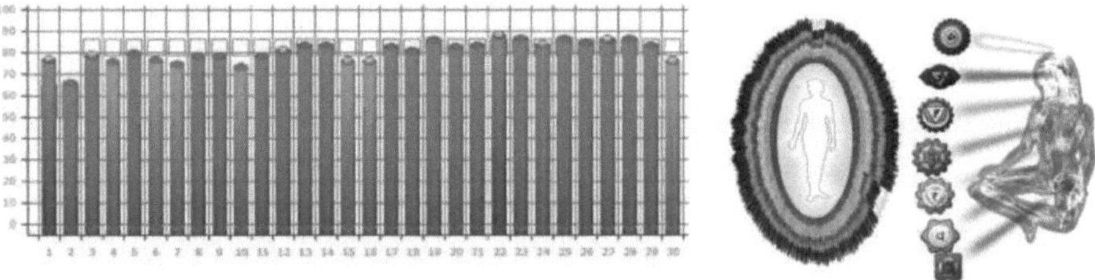

**Figura 30.** Resultados da análise da mãe do décimo segundo grupo.

### 111.2.2. *Os resultados da análise do terceiro grupo*

Neste estudo de caso, o terceiro grupo (III) incluiu a mulher do tio da "mãe" do primeiro grupo (I) e a filha deste tio analisado, respetivamente.

De acordo com os resultados da análise da primeira pessoa deste terceiro grupo, o organismo encontrava-se globalmente hiperenergético com os chakras raiz, plexo solar e garganta abertos como se pode ver na primeira parte da Figura 31. Apesar do alto nível de intoxicação exógena e endógena, do nível médio de carga de radiação e do desgaste do sistema imunitário com lesões na linfa, no sangue e nos intestinos, havia normotonia nos sistemas nervoso, linfático e endócrino.

Havia bactérias como *Aspergillus niger, Streptococci,* RNA de vírus no hemisfério esquerdo do cérebro - sistema circular de sangue, bactérias como *Aspergillus fumigates, Nocardia asteroides*, RNA de vírus, processos psicossomáticos no hemisfério direito do cérebro - sistema circular de sangue, bactérias e vírus como *Actinomyces israelii, Chlamydia* no seio esquerdo, bactérias, vírus, DNA de vírus, especialmente *Candida albicans, Streptococci*, Adenovirus, Sinusite frontalis no seio direito, bactérias, vírus, DNA de vírus, especialmente *Candida albicans, Streptococci,* Tonsil pheringea na amígdala direita. Para a glândula tiroide, foram encontrados vírus na parte esquerda, adenoma de Struma nods na parte direita, e para os ouvidos e dentes, bactérias, fungos, ADN de vírus, especialmente *Streptococci, Staphylococcus aureus* foram obtidos na parte esquerda, bactérias i.e. *Staphylococcus aureus* e paradontose na parte direita. Havia bactérias, complicação de *Albicans* no coração esquerdo, bactérias, vírus, toxinas *de Streptococci* e *Staphylococci* no coração direito, bactérias, vírus e Alergias-injectopas no pulmão esquerdo, bactérias, vírus, DNA de vírus, especialmente *Candida albicans* no pulmão direito. Havia bactérias, *Clonorchis metacercana, Giardia lamblia* na vesícula biliar, bactérias, vírus, RNA de vírus no pâncreas - baço, bactérias, protozoários, fungos, *Candida albicans, Esherichia*, alergia alimentar no duodeno, bactérias, fungos, *Enterobacter, Enterobius verm*, *Streptococcus fecal*, *Oxyuren* na parte superior do intestino grosso, bactérias como *Campylobacter coli, Enterococci, Proteus, Oxyuren, Staphylococcus aureus, Entamoeba coli* na parte inferior do intestino grosso. Para o rim, *foram* encontradas bactérias, especialmente *Escherichia, Streptococci* na parte esquerda, bactérias i.e. *Staphylococcus aureus,* toxinas *de Streptococci*, nefrite na parte direita, e para o útero, foram obtidas bactérias i.e. *Chlamydia trach, Escherichia* na parte esquerda, bactérias, *Peptococci, Peptostreotococci, Proteus, Streptococci* na parte direita. Na parte esquerda da bexiga/intestino delgado, obtiveram-se bactérias, fungos, nomeadamente *Candida albicans, Streptococci, Staphylococcus aureus,* doenças ginecológicas, hamorrhoiden, na parte direita da bexiga/intestino delgado, bactérias, nomeadamente *Streptococcus pigeon*, doenças ginecológicas, deficiência hormonal como Molybdenumm met. D200, deficiência de fermentos como Zincum met D200, deficiência de vitaminas como Manganum met. D200, deficiência de microelementos como Cuprum met. D200 e processos psicossomáticos no sistema imunitário / glândula mamária.

Após 5 minutos de terapia de biorressonância passiva horizontal, a aura aumentou e os chakras sacro e do terceiro olho abriram-se adicionalmente, como se pode ver na segunda parte da Figura 31. Ela disse que fez quimioterapia devido a um cancro no ovário e que, por isso, estava ansiosa, mas depois desta terapia de bio-ressonância passiva disse que ficou mais aliviada.

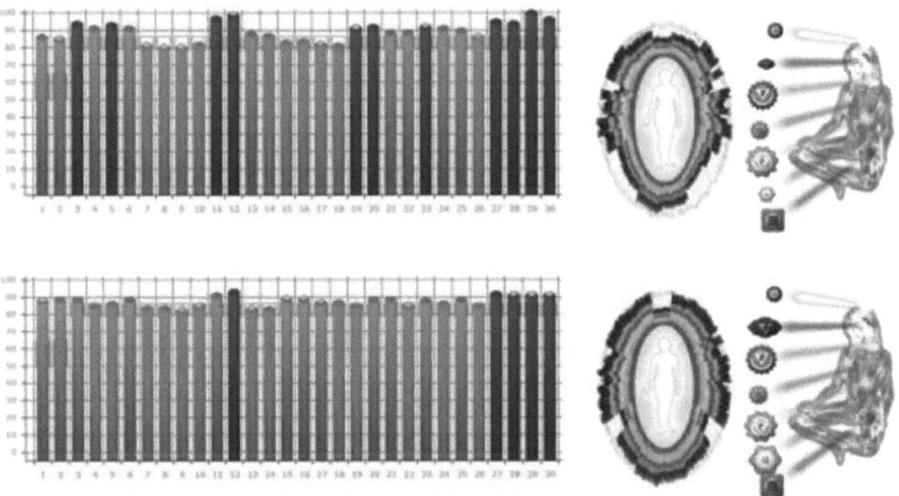

**Figura 31.** Resultados da análise da mãe do terceiro grupo.

De seguida, a filha desta mãe foi analisada como a segunda pessoa deste grupo. Ela era hipoenergética, com aura muito má e apenas os chakras raiz e sacro abertos, como se vê na primeira parte da Figura 32. Apesar de não haver intoxicação exógena e endógena, de não haver danos nos intestinos e de o nível de carga de radiação ser muito baixo, havia um nível médio - alto de desgaste dos sistemas nervoso, imunitário, linfático e endócrino com danos no sangue e na linfa.

Foram encontradas bactérias como *Apergillus niger, Streptococci,* toxinas de *Staphylococci*, processos psicossomáticos no hemisfério esquerdo do cérebro - sistema circular do sangue, bactérias, vírus e fungos como *Aspergillus fumigates, Kingella, Enterovirus coxsackie*, processos psicossomáticos no hemisfério direito do cérebro - sistema circular do sangue. Relativamente aos seios nasais, foram encontradas bactérias como *Candida albicans, Chlamydia, Streptococcus haemolyt*, ADN de vírus, sinusite maxilar no seio esquerdo e bactérias como *Chlamydia, Streptococcus haemolyt*, processos alérgicos no seio direito. Na amígdala esquerda, havia bactérias como *Staphylococcus aureus* e, na amígdala direita, bactérias como *Chlamydia, Streptococcus,* Adenovirus. Para a glândula tiroide, havia vírus, Adenovirus na parte esquerda e vírus, Struma pareochymatose na parte direita. Para as orelhas e dentes, foram encontradas bactérias como *Streptococci*, DNA de vírus na parte esquerda e bactérias como *Chlamydia, Streptococcus haemolyt* na parte direita. Havia DNA de vírus, complicação de Nigerason, *Streptococci* no coração esquerdo, bactérias, fungos, Albicans e complicações de Nigerason, *Enterovirus coxasckie* no coração direito. Havia bactérias como *Aspergillus fumigatus, Staphylococcus aureus, Streptococcus haemolyt*, doenças infecciosas, vermes, DNA de vírus no pulmão esquerdo, bactérias como *Cryptococcus neoformans, Mycoplasma pneumonia, Streptococci,* Adenovirus, doenças infecciosas, vermes no pulmão direito. Obtiveram-se bactérias, tremátodes, processos psicossomáticos na vesícula biliar, bactérias como *Escherichia*, processos psicossomáticos no pâncreas - baço, *Ancylostoma duodenale*, processos psicossomáticos no estômago, bactérias, fungos, ARN de vírus, *Ascaris lumb fêmea*, vermes redondos e chatos no intestino delgado, bactérias, *Guardia lamlia* no duodeno. Havia bactérias como *Candida albicans, Candida glabrata, Enterococci, Streptococcus fecal,* vermes redondos e chatos como *Trichinose, Trichuris trichiura, Dientamoeba fragilis*, processos psicossomáticos na parte superior do intestino grosso e bactérias como *Candida albicans, Enterococci, Streptococci, Enterobius verm, Entamoeba coli, Staphylococcus aureus* na parte inferior do intestino grosso. Bactérias como *Streptococcus piogen, Staphylococcus aureus,* protozoários, nefrite foram encontradas no rim esquerdo, bactérias como *Peptostreotococci, Streptococci, Staphylococcus aureus, Streptococcus haemolyt* estavam no útero esquerdo e bactérias como *Chlamydia teach, Escherichia, Streptococci, Streptococcus piogen*, cistoma ovariano estavam no útero direito. Havia bactérias como *Candida glabrata, Candida robusta, Streptococcus piogen, Mycot fluor, Peptococci* na bexiga esquerda / intestino delgado, bactérias como *Peptococci* e *Streptococci* estavam na bexiga direita / intestino delgado. Deficiência hormonal como Molibdénio met. D200, deficiência de fermento como Zincum met. D200, deficiência de microelementos como Cobalto met. D200 foram obtidos no sistema imunitário esquerdo / glândula mamária, deficiência hormonal como Molybdenum met. D200, deficiência de fermento como Zincum met. D200, deficiência de microelementos como Cuprum met. D200, processos psicossomáticos foram obtidos no sistema imunitário direito / glândula mamária.

Após 5 minutos de terapia de bioressonância horizontal, a energia aumentou, mas ainda havia dois chakras abertos, como se vê na segunda parte da Figura 32. Ela disse que ficou nervosa depois de ter sofrido um trauma há alguns anos.

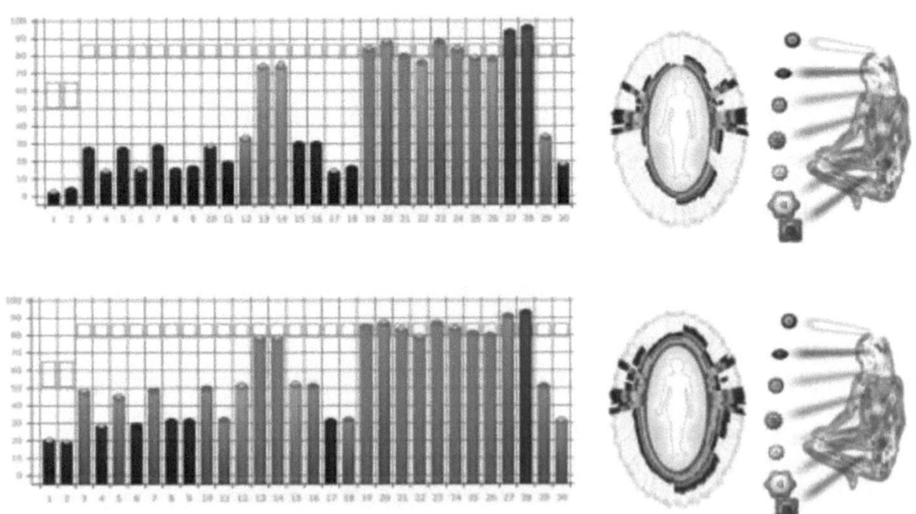

**Figura 32.** Resultados da análise da filha do terceiro grupo.

### 111.2.3. *Os resultados da análise do quarto grupo*

No quarto grupo (IV), havia duas pessoas. De acordo com os resultados da análise da primeira pessoa, filha de um outro tio da "mãe" do primeiro grupo (I), o organismo encontrava-se globalmente normoenergético, para além do menor nível de intoxicação exógena e endógena, da carga de radiação e da normotonia dos sistemas nervoso, imunitário, linfático e endócrino, apesar das lesões intestinais, sanguíneas e linfáticas. Além disso, havia adenovírus na amígdala direita, vírus na glândula tiroide direita, bactérias no pulmão direito, no estômago, no intestino delgado e no rim direito. Bactérias como *Gelicobacter pylori* e os vermes redondos e achatados foram encontrados no duodeno e bactérias especialmente *Staphylococci* estavam na parte inferior do intestino grosso, bactérias especialmente *Escherichia* estavam na bexiga direita/intestino delgado. Assim, apenas com 5 minutos de terapia de bioressonância passiva horizontal, todas as colunas do gráfico se aproximaram muito dos níveis óptimos, todos os 7 chakras ficaram abertos, como se pode ver na segunda parte da Figura 33. Além disso, ela disse que estava a sentir a energia a mover-se no seu corpo durante a análise, satisfeita com a energia elevada, sentiu que a sua dor de cabeça e de pescoço desapareceram logo após a análise. Também disse que mudou a sua vida, perdeu muito peso, aceitou um lema como o pensamento positivo e o sonho na sua vida e também ensinou isto à sua filha depois de ter passado por um trauma.

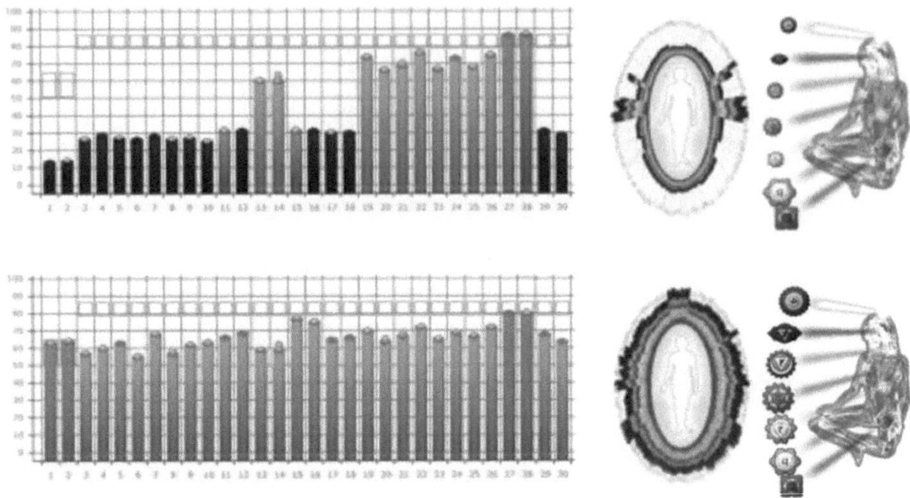

**Figura 33.** Resultados da análise da primeira pessoa do quarto grupo.

De seguida, foi analisada a mulher do seu irmão como segunda pessoa deste grupo. De igual modo, o organismo era normoenergético, com menor desgaste dos sistemas nervoso e imunitário e normotonia dos sistemas linfático e endócrino. Embora a intoxicação exógena, endógena e a carga de radiação fossem elevadas, além dos danos intestinais, sanguíneos e linfáticos, a aura era boa e os chakras, exceto o sacro e o terceiro olho, estavam abertos, como se pode ver na Figura 34. Além disso, foram encontradas bactérias no intestino delgado, bactérias e doenças infecciosas no rim direito e bactérias, especialmente *estreptococos*, no útero. Havia deficiência hormonal como Molybdaenum met. D200 no sistema imunitário direito/glândula mamária. Foi aconselhada a deixar de fumar e a diminuir o uso excessivo de telemóveis e a proteger-se deste tipo de radiação electromagnética.

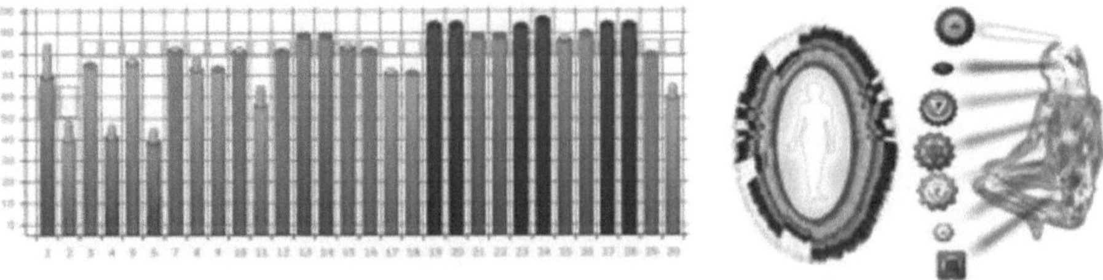

**Figura 34.** Resultados da análise da segunda pessoa do quarto grupo.

### 111.2.4. *Os resultados da análise do quinto grupo*

Neste estudo de caso, foi analisado o quinto grupo (V) de 4 pessoas: a neta da irmã da avó da "mãe" do primeiro grupo (I), o marido desta neta, a filha do irmão desta neta e a filha da tia desta neta, respetivamente. De facto, estes membros da família eram pequenos agricultores ou jardineiros, exceto a jovem, uma vez que a terceira pessoa deste quinto grupo (V) tinha terminado a universidade e estava à procura de emprego. Estas três pessoas estavam preocupadas com os cuidados dos pais idosos e a jovem estava preocupada com a procura de emprego e com o seu futuro. Durante a análise, estas pessoas ficaram aliviadas quando viram a sua boa saúde no ecrã do computador e a rapariga ganhou energia vital após a terapia de biorressonância passiva.

De acordo com os resultados da análise da primeira pessoa, o organismo estava normoenergético com uma boa aura e todos os chakras, exceto o chakra da coroa, estavam abertos, como se pode ver na Figura 35. Os sistemas nervoso, linfático e endócrino estavam em normotonia e a intoxicação exógena e endógena, a carga de radiação e o desgaste do sistema imunitário estavam no nível mais baixo com danos nos intestinos, no sangue e na linfa.

No hemisfério esquerdo do cérebro - sistema circular sanguíneo, havia bactérias e vírus como *Aspergillus fumigatus, Kingella, Staphylococci* e *Streptococci*, e no hemisfério direito do cérebro - sistema circular sanguíneo, bactérias, vírus e fungos como *Aspergillus niger, Kingella*. No seio esquerdo, foram encontradas bactérias como *Candida albicans, Actinomyces israelii, Chlamydia, Streptococcus*, Adenovirus, pólipos; no seio direito, bactérias e fungos como *Chlamydia, Streptococci, Staphylococcus aureus, Streptococcus haemolyt,* Adenovirus, pólipos. Para a amígdala, bactérias e fungos como *Candida albicans, Candida glabrata, Chlamydia, Streptococci, Streptococcus haemolyt* foram obtidos na parte esquerda e bactérias, vírus e fungos, especialmente *Candida glabrata,* na parte direita. Para a tiroide, foram obtidos vírus Adenovirus, processos psicossomáticos, Struma-cyste na parte esquerda e vírus, processos psicossomáticos, adenoma Struma nodosa na parte direita. Bactérias, fungos, DNA de vírus, *Mycosis oris, Chlamydia,* Adenovirus, *Staphylococcus aureus,*

*Staphylococci* e toxinas *de Streptococci* foram encontrados no ouvido esquerdo - dentes, bactérias, *Mycosis oris*, Adenovirus, paradontose no ouvido direito - dentes. Para o coração, havia bactérias, vírus, fungos, RNA de vírus, Albicans e complicações de Nigerason, especialmente *Streptococci* estavam na parte esquerda e bactérias, fungos, RNA de vírus como Albicans e complicações de Nigerason, especialmente *Streptococci* na parte direita. Bactérias, vírus, DNA de vírus, *Aspergillus fumigatus, Streptococci,* Adenovirus, doenças infecciosas, vermes foram encontrados no pulmão esquerdo, bactérias, vírus, DNA de vírus, *Aspergillus fumigatus, Cryptococcus neoformans, Mycoplasma pneumoniae, Streptococci*, Adenovirus, doenças infecciosas, vermes estavam no pulmão direito. Havia bactérias e trematódeos como *Clonorchis metacercane, Giardia lamblia, Lamblia intestinalis* na vesícula biliar, bactérias como *Escherichia*, processos psicossomáticos no pâncreas - baço e bactérias como *Candida albicans, Campylobacter coli, Ancylostome duodenal*, deficiência de fermento como Zincum met. D200, processos psicossomáticos no estômago. No intestino delgado, bactérias, vírus, vermes redondos e achatados como *Campylobacter jejunum, Escherichia, Ascaris fêmea lumb, Enterovirus coxsackie,* processos psicossomáticos, alergias alimentares; no duodeno, bactérias, protozoários, fungos, vermes redondos e achatados como *Candida albicans, Candida glabrata*, ancilóstomo, *Giardia lamblia,* processos psicossomáticos, alergias alimentares. Para o intestino grosso, bactérias, fungos, *Candida glabrata, Escherichia, Proteus, Enterobius verm, Oxyuren, Trichuris trichura, Entamoeba coli*, processos psicossomáticos foram encontrados na parte superior e bactérias, protozoários, *Candida albicans, Candida glabrata, Campylobacter coli, Escherichia, Streptococci, Trichinose, Entamoeba coli,* processos psicossomáticos, alergias alimentares estavam na parte inferior. Bactérias como *Streptococci,* doenças infecciosas, nefrite foram obtidas no rim esquerdo e bactérias como *Escherichia, Streptococcus fecal, Streptoccus piogen, Streptococcus haemolyt, Staphylococcus aureus,* doenças infecciosas, nefrite estavam no rim direito. Havia bactérias, *Chlamydia trach, Eschrechia, Peptostreotococci, Proteus, Streptococci*, doenças ginecológicas, cistoma ovariano no útero esquerdo e bactérias como *Chlamydia trach, Eschrechia, Peptococci, Peptostreotococci* no útero direito.

Havia também bactérias, ou seja, *Candida robusta*, doenças infecciosas, vermes na bexiga esquerda / intestino delgado, bactérias, fungos como *Candida glabrata, Streptococcus fecal, Streptococcus pigeon, Fluor albus na* bexiga direita / intestino delgado, doenças ginecológicas, deficiência hormonal como Molybdenumm met. D200, deficiência de microelementos como Cuprum met. D200, alergias alimentares como Acidum formicicum D6 no sistema imunitário esquerdo / glândula mamária, deficiência hormonal como Molybdenumm met. D200, deficiência de microelementos como Cobalt met. D200 e Cuprum met. D200, alergias alimentares como Acidum formicicum D6 no sistema imunitário esquerdo / glândula mamária.

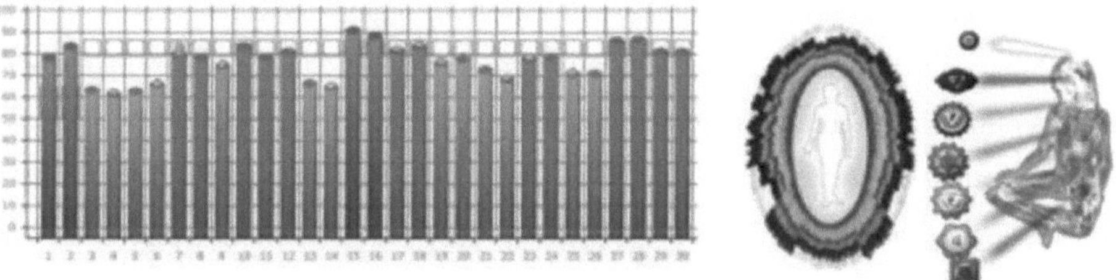

**Figura 35.** Resultados da análise da primeira pessoa do quinto grupo.

De seguida, foi analisada a segunda pessoa, que era o marido da primeira, e verificou-se que era igualmente normoenergético, com uma aura muito boa e todos os chakras estavam abertos, como se pode ver na Figura 36. Da mesma forma, os sistemas nervoso, linfático e endócrino estavam em normotonia e a intoxicação exógena e endógena, a carga de radiação e o desgaste do sistema imunitário estavam no nível mais baixo, com danos nos intestinos, no sangue e na linfa.

Havia bactérias como *Kingella, Streptococci, Enterovirus coxsackie,* processos psicossomáticos no hemisfério esquerdo do cérebro - sistema circular do sangue e bactérias, vírus, fungos como *Aspergillus niger, Kingella, Streptococci, Enterovirus coxsackie* no hemisfério direito do cérebro - sistema circular do sangue. Bactérias, vírus e fungos, como *Chlamydia, Staphylococcus haemolyt,* foram encontrados no seio esquerdo e bactérias, fungos e DNA de vírus como *Actinomyces israelii, Chlamydia,* Adenovirus, *Staphylococcus haemolyt,* Osteosinusitis maxillaries estavam no seio direito. Havia bactérias como *Streptococci*, fungos na amígdala esquerda e bactérias, vírus na amígdala direita. Na glândula tiroide foram obtidos vírus, DNA de vírus, Adenovírus, Struma-cyste e nos ouvidos - dentes foram encontradas bactérias como *Mycosis oris, Chlamydia, Streptococcus haemolyt.* Para o coração, havia bactérias, RNA de vírus, complicações de Albicans e Nigerason, *Streptococci, Enterovirus coxsackie* na parte esquerda e bactérias, complicações de Albicans, *Streptococci, Enterovirus coxsackie* na parte direita. Para o pulmão, havia bactérias, vírus, DNA de vírus, especialmente *Mycoplasma pneumonia, Streptococcus haemolyt* na parte esquerda e bactérias, fungos, especialmente *Candida albicans, Histoplasma, Streptococci* na parte direita. Na vesícula biliar foram encontradas bactérias *Candida albicans, Candida glabrata, Streptococci, Clonorchis metacercana*, bactérias, ARN de vírus, especialmente *Escherichia*, deficiência de fermento como Zincum met. D200, alergias alimentares como Acidum formicicum D6 foram encontradas no pâncreas - baço, bactérias, ou seja, *Candida glabrata,* deficiência de fermentação como Zincum met. D200, processos alérgicos como Histaminum D60 estavam no estômago, bactérias como *Campylobacter jejunum, Enterococci*, vermes redondos e chatos estavam no intestino delgado e bactérias, protozoários como *Candida albicans, Giardia lambda* estavam no duodeno. Para o intestino grosso, havia bactérias, *Candida albicans, Candida glabrata, Camphylobacter coli, Enterococci, Streptococci, Oxyuren, Trichuris trichiura* na parte superior e bactérias, fungos, *Campylobacter coli, Enterobius verm, Trichinose*, processos psicossomáticos na parte inferior. Para o rim, foram obtidas bactérias, doenças infecciosas na parte esquerda e bactérias como *Chlamydia trach, Streptococci* na parte direita. Bactérias como *Escherichia, Peptostreotococci, Proteus* foram encontradas na próstata direita, bactérias como *Escherichia, Peptococci, Streptococci*, vermes estavam na esquerda

bexiga / intestino delgado, bactérias como *Candida albicans, Candida glabrata,* doenças infecciosas, vermes estavam na bexiga direita / intestino delgado. Havia deficiência hormonal como Molibdénio met. D200, deficiência de vitaminas como Manganum met. D200, deficiência de microelementos como Cuprum met. D200, alergias alimentares como Acidum formicicum D6, processos psicossomáticos no sistema imunitário esquerdo / sistema linfático e deficiência hormonal como

Molybdenumm met. D200, deficiência de fermento como Zincum met. D200 no sistema imunitário direito / sistema linfático.

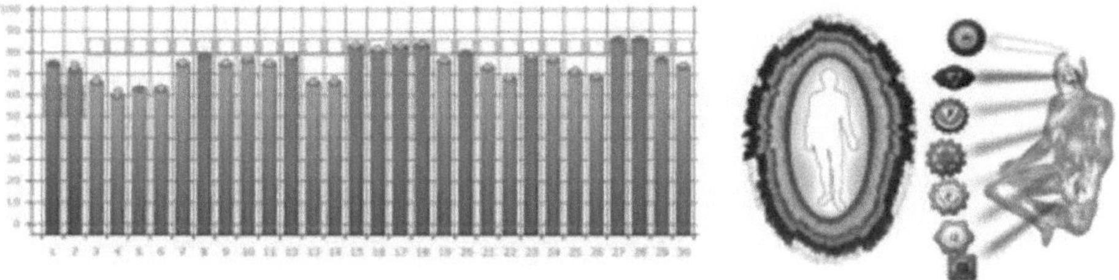

**Figura 36.** Resultados da análise da segunda pessoa do quinto grupo.

De acordo com os resultados da análise da terceira pessoa, ela era hipoenergética com apenas o chakra sacral aberto, como se pode ver na primeira parte da Figura 37. Havia um baixo nível de desgaste dos sistemas nervoso, imunitário, linfático e endócrino e carga de radiação com danos no sangue e na linfa, mas sem intoxicação exógena e endógena e danos nos intestinos.

Havia bactérias, vírus, fungos, especialmente *Kingella, Streptococci* no hemisfério esquerdo do cérebro - sistema circular de sangue e bactérias, especialmente *Nocardia asteroids, Streptococci, Enterovirus coxsackie,* processos psicossomáticos no hemisfério direito do cérebro - sistema circular de sangue. No seio esquerdo foram encontradas bactérias, nomeadamente *Actinomyces israelii,* Sinusite frontal, e no seio direito bactérias e ADN de vírus, nomeadamente *Chlamydia,* Adenovirus, *Streptococcus haemolyt,* Sinusite maxilar. Relativamente à amígdala, obtiveram-se bactérias, Adenovírus, Tonsilla palatine na parte esquerda e bactérias, vírus, ADN de vírus, ou seja, *Candida glabrata, Chlamydia, Streptococci* na parte direita. Havia vírus, ADN de vírus, Adenovirus na glândula tiroide, vírus no ouvido esquerdo - dentes e bactérias, ADN de vírus, ou seja, *Chlamydia, Streptococci* no ouvido direito - dentes. Para o coração, foram encontradas bactérias, vírus, fungos, complicações de Nigerason, processos psicossomáticos na parte esquerda e bactérias, ou seja,

*Staphylococcus aureus, Streptococcus haemolyt* na parte direita. Relativamente aos pulmões, existiam bactérias e fungos, especialmente *Cryptococcus neoformans* na parte esquerda e bactérias e fungos, *Aspergillus fumigates, Streptococcus*, Adenovirus na parte direita. Bactérias, fungos como *Esherichia, Clonorchis metacercana*, Ductus hepaticus foram encontrados na vesícula biliar, bactérias, vírus estavam no pâncreas - baço, bactérias, vermes redondos e chatos, especialmente *Candida albicans, Candida glabrata, Anchlostome duodenale* estavam no estômago, bactérias, vírus i.*Candida glabrata e* ancilostomíase no intestino delgado e bactérias como *Escherichia*, processos psicossomáticos no duodeno. Relativamente ao intestino grosso, obtiveram-se bactérias, *Candida albicans, Enterobactérias, Oxyuren, Trichinose, Dientamoeba fragilis* na parte superior e bactérias, fungos, *Enterobactérias, Proteus, Oxyuren, Trichuris trichiura, Entermoeba coli* na parte inferior. No rim esquerdo existiam bactérias, nomeadamente *Escherichia,* e no rim direito bactérias, nomeadamente *Escherichia, Staphylococcus auresu, Streptococcus haemolyt,* doenças infecciosas. Bactérias, *Chlamydia trach, Proteus,* doenças ginecológicas foram encontradas no útero esquerdo, bactérias, fungos, ou seja, *Candida albicans, Streptococci,* doenças infecciosas, vermes, doenças ginecológicas estavam na bexiga esquerda / intestino delgado e bactérias como *Candida robusta, Escherichia, Streptococcus fecal* estavam na bexiga direita / intestino delgado. Havia também deficiência hormonal como Molibdénio met. D200, deficiência de fermentos como Zincum met. D200, deficiência de microelementos como Cobalto met. D200 no sistema imunitário esquerdo / glândula mamária e deficiência hormonal como Molybdenum met. D200, deficiência de microelementos como Cobalto met. D200 no sistema imunitário direito / glândula mamária.

Após 10 minutos de terapia de biorressonância passiva, a aura aumentou e todos os chakras, exceto o coração, abriram-se, como se pode ver na segunda parte da Figura 37. Quando lhe perguntaram se tinha sentido este aumento de energia durante a terapia, ela disse que não, mas poucos minutos depois, maquilhou-se e vestiu-se para sair.

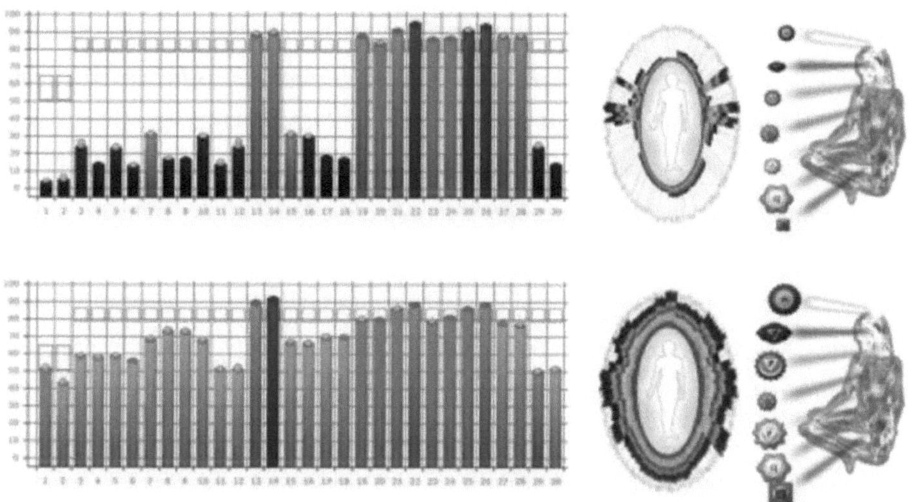

**Figura 37.** Resultados da análise da terceira pessoa do quinto grupo.

Os resultados da análise da quarta pessoa também foram semelhantes aos resultados das duas primeiras pessoas. Ela era normoenergética com uma boa aura e todos os chakras, exceto o plexo solar e a coroa, estavam abertos, como se pode ver na Figura 38. Os sistemas nervoso e linfático estavam em normotonia e a intoxicação exógena e endógena, a carga de radiação e o desgaste do sistema imunitário estavam no nível mais baixo e o desgaste do sistema endócrino estava no nível médio - alto com danos nos intestinos, sangue e linfa.

Havia vírus, RNA de vírus, *Kingella, Enterovirus coxsackie* no hemisfério esquerdo do cérebro - sistema circular de sangue e bactérias, *Nocardia asteroides, Kingella, Streptococci* no hemisfério direito do cérebro - sistema circular de sangue. Relativamente ao seio nasal, obtiveram-se bactérias, fungos (*Candida albicans, Streptococci,* Sinusite maxilar) na parte esquerda e bactérias, vírus e fungos (*Streptococci*) na parte direita. Relativamente à amígdala, foram obtidas bactérias, vírus, fungos, ADN de vírus, especialmente *Candida albicans, Candida glabrata, Chlamydia, Streptococcus haemolyt* na parte esquerda e bactérias como *Chlamydia* na parte direita. Vírus, Adenovirus foram encontrados na glândula tiroide, bactérias, especialmente *Mycosis oris, Staphylococcus aureus, Streptococcus haemolyt* estavam no ouvido direito - dentes e bactérias, vírus, fungos, RNA de vírus, complicações de Albicans estavam no coração direito. No pulmão esquerdo, havia bactérias, ADN de vírus, *Cryptococcus neoformans, Staphylococcus aureus* e, no pulmão direito, bactérias e fungos, ou seja, *Histoplasma, Mycoplasma pneumonia.* Foram obtidos processos psicossomáticos no fígado, bactérias, protozoários, *Candida glabrata, Clornorhis metecercane, Giardia lamblia, Lamblia intestinalis,* processos psicossomáticos na vesícula biliar, bactérias, especialmente *Escherichia, Enterovirus coxsackie,* deficiência de fermento como Zincum met. D200 estavam no pâncreas - baço, bactérias, fungos como *Campylobacter coli, Ancylostoma duodenale* estavam no estômago, bactérias, ARN de vírus, vermes redondos e chatos como *Candida albicans, Staphylococcus aureus, Ascaris female lumb* estavam no intestino delgado e bactérias, ancilostomíase, alergias alimentares como Acidum formicicum D6 estavam no duodeno. No intestino grosso, havia bactérias, vermes redondos e chatos, *Candida albicans, Candida glabrata, Enterobacter, Oxyuren, Dientamoeba fragilis* na parte superior e bactérias, protozoários, fungos, *Escherichia, Trichinose, Entamoeba coli* na parte inferior. No rim esquerdo havia bactérias como *Streptococci* e no rim direito bactérias como *Escherichia*, nefrite. No útero, as bactérias *Chlamydia trach e Peptococci* encontravam-se na parte esquerda e as bactérias, doenças ginecológicas, na parte direita. Na parte esquerda da bexiga/intestino delgado havia bactérias, fungos (*Mycol fluor*) e na parte direita bactérias (*Candida robusta, Mycol fluor, Escherichia,* doenças infecciosas, vermes). Doenças ginecológicas, deficiência hormonal como Molibdénio met. D200, deficiência de fermento como Zincum met. D200, processos psicossomáticos foram obtidos no sistema imunitário esquerdo / glândula mamária, e deficiência hormonal como Molybdenum met. D200, deficiência de microelementos como Cuprum met. D200, os processos psicossomáticos foram obtidos no sistema imunitário direito / glândula mamária.

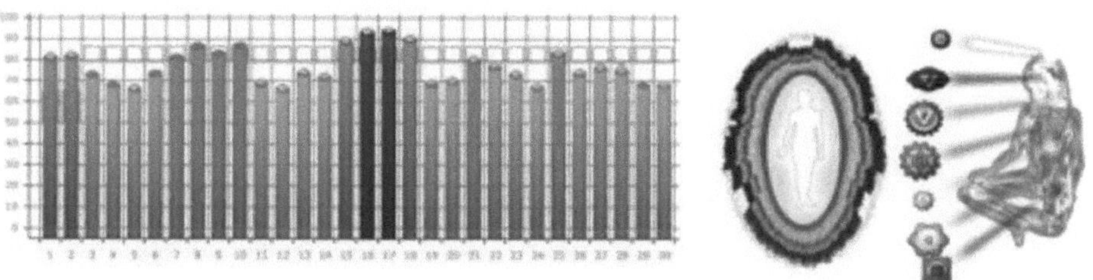

**Figura 38.** Resultados da análise da quarta pessoa do quinto grupo.

### 111.2.5. *Os resultados da análise do sexto grupo*

No sexto grupo (VI), havia 5 pessoas que eram o filho do irmão do avô da "mãe" do primeiro grupo (I), a mulher deste filho, a irmã da mulher deste filho, a irmã deste filho e a mulher do irmão do marido da irmã deste filho analisadas, respetivamente.

Como se pode ver na Figura 39, a aura da primeira pessoa era boa, com os chakras raiz, sacro, da garganta e do terceiro olho abertos, mas ele era hiperenergético, embora não houvesse intoxicação exógena e endógena, nem danos nos intestinos e na linfa. Para além da normotonia dos sistemas nervoso e linfático, havia um nível baixo de carga de radiação e um nível médio - alto de desgaste dos sistemas imunitário e endócrino com danos no sangue. Além disso, havia bactérias, fungos e ARN de vírus no hemisfério esquerdo do cérebro - sistema circular do sangue, bactérias no seio direito e na amígdala esquerda, especialmente *Candida albicans* e *Candida glabrata* na amígdala direita. Foram encontradas bactérias no coração esquerdo, *Candida glabrata* no intestino delgado, *Gelicobacter pylori* no duodeno, *Streptococci* na parte inferior do intestino grosso e deficiência de microelementos como Cobalto met. D200 estavam no sistema imunitário esquerdo / glândula linfática. O doente referiu ter ansiedade devido a problemas económicos da família.

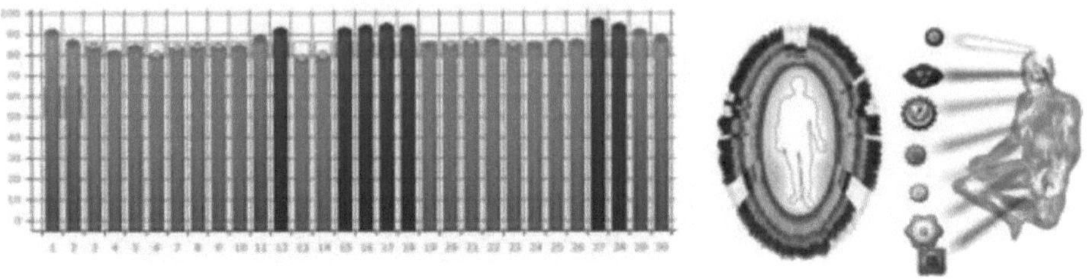

**Figura 39.** Resultados da análise da primeira pessoa do sexto grupo.

Em seguida, foi analisada a segunda pessoa como esposa do primeiro. Ela estava hipoenergética, com todos os chacras fechados, como se vê na primeira parte da Figura 40. Apresentava alto nível de intoxicação exógena e endógena, carga de radiação e alto nível de desgaste do sistema imunitário e nível médio de desgaste dos sistemas nervoso, linfático e endócrino com lesões intestinais, sanguíneas e linfáticas. Havia também bactérias na amígdala esquerda, vírus na glândula tiroide direita, adenovírus e vírus no ouvido esquerdo - dentes, bactérias no coração esquerdo e na vesícula biliar, bactérias e vírus no pulmão esquerdo, bactérias especialmente *Staphylococci* e *Streptococci* no rim esquerdo, nefrite no rim direito, bactérias e fungos, especialmente *Streptococcus fecal, Streptococcus piogen*, deficiência de fermento como Zincum met. D200 no sistema imunitário esquerdo / glândula mamária. Após 10 minutos de terapia de biorressonância passiva horizontal, a energia aumentou e o chakra da coroa abriu-se, como se pode ver na segunda parte da Figura 40. Ela disse que ficou demasiado cansada devido ao excesso de trabalho.

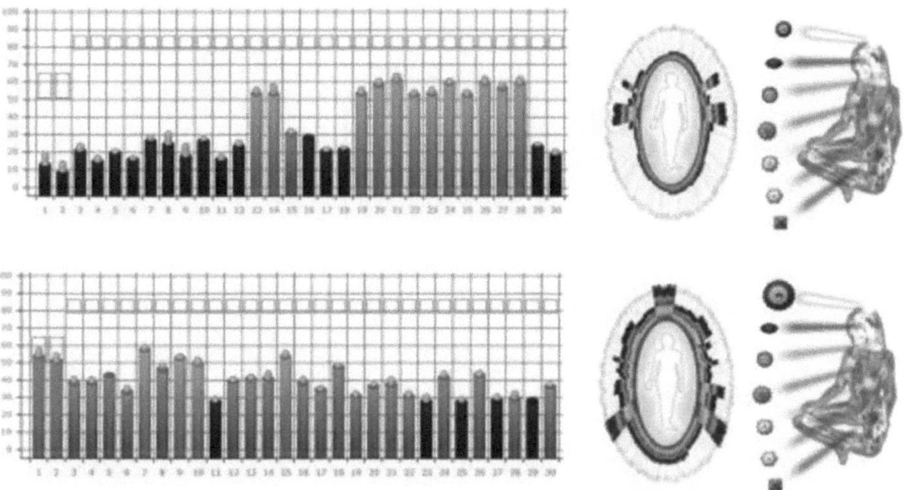

**Figura 40.** Resultados da primeira análise da segunda pessoa do sexto grupo.

Ela insistiu numa nova análise e, assim, a segunda análise foi efectuada três dias mais tarde. De acordo com esta segunda análise, ela continuava hipoenergética, apenas com os chakras raiz e sacro abertos, como se pode ver na primeira parte da Figura 41. Havia um baixo nível de intoxicação exógena e endógena, um nível médio de carga de radiação e um nível médio de desgaste dos sistemas imunitário e nervoso e um baixo nível de desgaste dos sistemas linfático e endócrino com danos nos intestinos, no sangue e na linfa. Após 5 minutos de terapia de biorressonância passiva horizontal, a energia aumentou, mas com os chakras fechados, como se pode ver na segunda parte da Figura 41.

Este casal de marido e mulher (a primeira e a segunda pessoa) foi aconselhado a equilibrar a energia entre eles, por exemplo, nas horas de trabalho, etc. Além disso, ela apercebeu-se da sua situação e, por isso, disse que decidiu deixar de fumar.

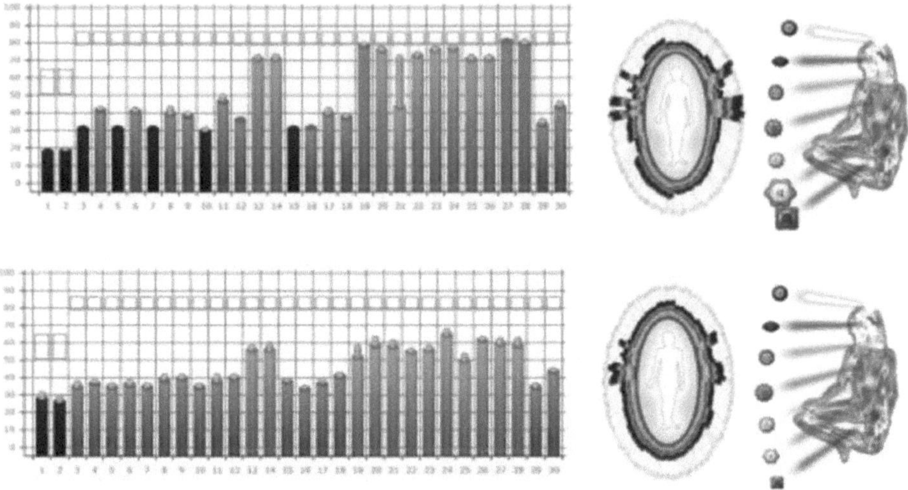

**Figura 41.** Resultados da segunda análise da segunda pessoa do sexto grupo.

A terceira pessoa deste grupo era a irmã da segunda pessoa. Como se vê na primeira parte da Figura 42, ela era hipoenergética, com apenas os chakras raiz e sacro abertos. Apesar do nível médio-alto de desgaste dos sistemas nervoso e imunitário e da carga de radiação, havia um nível baixo de intoxicação exógena e endógena, desgaste dos sistemas linfático e endócrino com danos nos intestinos, sangue e linfa. Havia bactérias no sistema circular cérebro-sangue, especialmente *estreptococos, enterovírus coxsackie* na parte esquerda, bactérias e adenovírus no seio direito, ADN do vírus na glândula tiroide direita, bactérias no coração direito, *estreptococos fecais* na parte superior do intestino grosso e deficiência hormonal como molibdénio met. D200, deficiência de vitaminas como Manganum met. D200, deficiência de microelementos como Cobalto met. D200 no sistema imunitário direito / glândula mamária. Após 10 minutos de terapia de bioressonância passiva horizontal, a energia aumentou e todos os chakras, exceto o coração e o terceiro olho, abriram-se, como se vê na segunda parte da Figura 42.

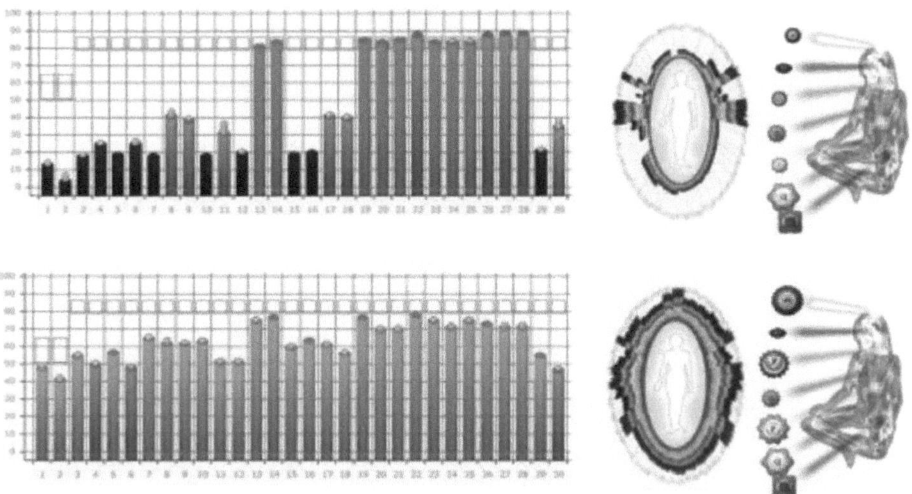

**Figura 42.** Resultados da análise da terceira pessoa do sexto grupo.

A quarta pessoa era irmã da primeira pessoa. Embora o organismo em geral estivesse hipoenergético, com os chacras raiz e sacro abertos, como se vê na primeira parte da Figura 43, havia um nível muito baixo de intoxicação exógena e endógena, carga de radiação, desgaste dos sistemas nervoso, imunitário, linfático e endócrino, com danos nos intestinos, no sangue e na linfa. Havia bactérias, nomeadamente *Kingella,* no hemisfério esquerdo do cérebro - sistema circular do sangue e bactérias e vírus, nomeadamente *Staphylococci, Streptococci, Enterovirus coxsackie,* no hemisfério direito do cérebro - sistema circular. Foram obtidos fungos e *clamídia* na amígdala direita e *Streptococcus fecal, Staphylococci, Escherichia, Enterobius verm* na parte inferior do intestino grosso. Foram encontradas bactérias no rim direito e na bexiga / intestino delgado, deficiência hormonal como Molibdénio met. D200, deficiência de vitaminas como Manganum met. D200 estavam no sistema imunitário esquerdo / glândula mamária. Após 5 minutos de terapia de bioressonância passiva horizontal, a energia aumentou e o plexo solar e os chakras da coroa abriram-se adicionalmente, como se pode ver na segunda parte da Figura 43. Durante esta terapia de biorressonância passiva, a paciente disse que se sentia como se estivesse a voar e que queria repetir a terapia.

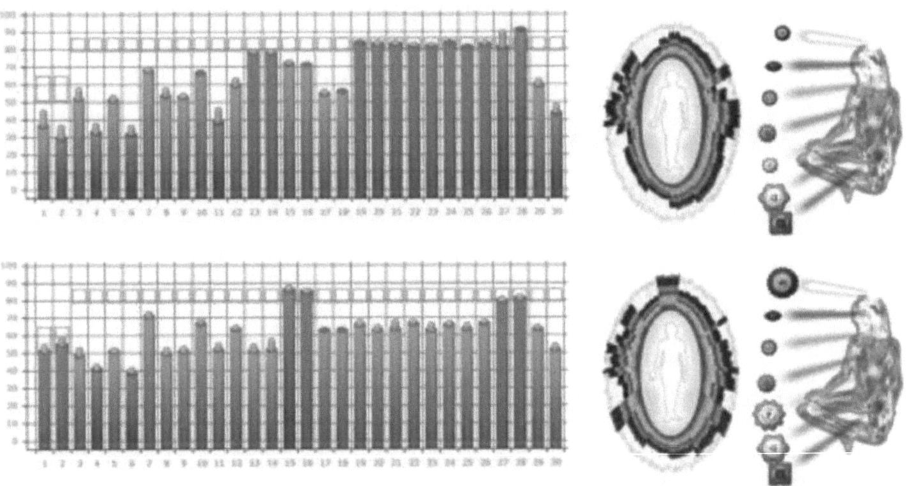

**Figura 43.** Resultados da análise da quarta pessoa do sexto grupo.

De acordo com os resultados da análise da quinta pessoa, o organismo estava globalmente hipoenergético com os chakras raiz, sacro e coroa abertos, como se pode ver na primeira parte da Figura 44. Para além da normotonia dos sistemas linfático e endócrino, havia um nível muito baixo de intoxicação exógena e endógena, de carga de radiação, de desgaste dos sistemas nervoso e imunitário com lesões intestinais, sanguíneas e linfáticas. Havia bactérias como *Aspergillus niger* no hemisfério direito do cérebro - sistema circular do sangue, bactérias no seio esquerdo, na amígdala direita e no pulmão esquerdo. Foram obtidos vírus e ADN de vírus na glândula tiroide, vírus, *Streptococcus haemolyt* no pulmão direito e *Candida glabrata* e *Helicobacter* no estômago. Bactérias, ou seja, *Streptococcus haemolyt* e doenças infecciosas, pielonefrite foram encontradas no rim direito, bactérias como *Peptostreptococci* estavam no útero direito e doenças infecciosas, vermes e *Streptococcus fecal* estavam na bexiga esquerda / intestino delgado. Após 5 minutos de terapia de biorressonância passiva horizontal, a energia aumentou e o chakra do plexo solar abriu-se adicionalmente com uma boa aura, como se pode ver na segunda parte da Figura 44.

Ela disse que estava a praticar desporto e a pensar positivamente.

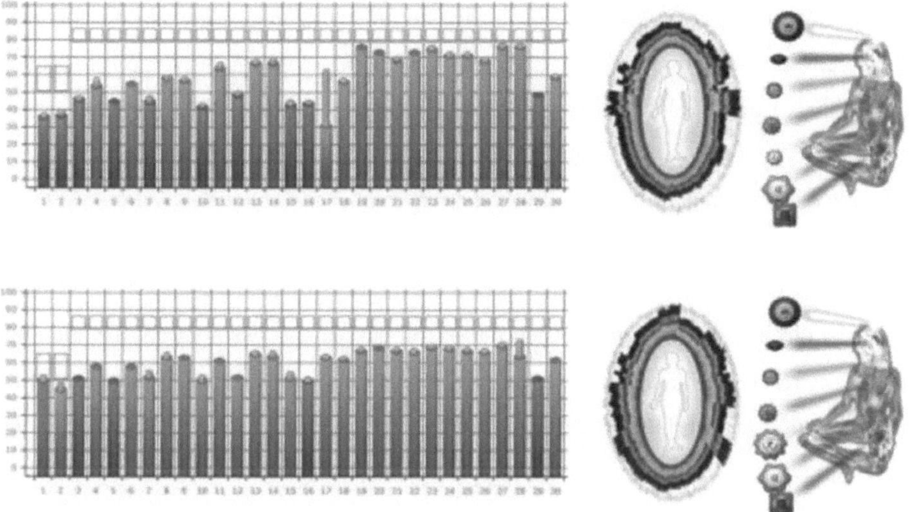

**Figura 44.** Resultados da análise da quinta pessoa do sexto grupo.

## III Os resultados da análise para os vizinhos do primeiro grupo

Neste estudo de caso, havia 3 grupos de famílias como vizinhos do primeiro grupo. O décimo terceiro grupo (XIII) com marido e mulher, o décimo quarto grupo (XIV) com mãe, filha e sogra dessa filha, o décimo quinto grupo (XV) com uma mãe foram analisados, respetivamente.

De acordo com os resultados da análise do marido do décimo terceiro grupo (XIII), verificou-se que ele era normoenergético, com uma boa aura e todos os chakras, exceto o chakra da coroa, abertos, como se pode ver na Figura 45. Não havia intoxicação exógena e havia um nível muito baixo de intoxicação endógena e carga de radiação, para além da normotonia dos sistemas linfático e endócrino e um nível muito baixo de desgaste do sistema imunitário. No entanto, o desgaste do sistema nervoso era de nível médio-alto, com danos nos intestinos, no sangue e na linfa.

Havia bactérias, fungos, RNA de vírus, *Aspergillus niger, Nocardia asteroides, Kingella, Streptoccocci, Enterovirus coxsackie* no hemisfério esquerdo do cérebro - sistema circular sanguíneo e bactérias como *Aspergillus niger, Kingella, Streptoccocci* no hemisfério direito do cérebro - sistema circular sanguíneo. No seio nasal, foram encontradas bactérias, vírus, ADN de vírus, especialmente *Actinomyces israelii, Chlamydia, Streptococci*, Adenovirus na parte esquerda e bactérias, vírus, ADN de vírus, fungos, especialmente *Candida albicans, Actinomyces israelii, Chlamydia,* Adenovirus, pólipos na parte direita. Havia bactérias, vírus, fungos, ADN de vírus na amígdala direita e vírus como Adenovírus, processos psicossomáticos na glândula tiroide. Bactérias, DNA de vírus, especialmente *Streptococci,* Adenovirus, paradontose foram obtidos na orelha esquerda - dentes e bactérias, fungos, DNA de vírus, especialmente *Mycosis oris, Chlamydia, Streptococci*, Adenovirus, paradontose estavam na orelha direita - dentes. Para o coração, havia bactérias, vírus, especialmente *Streptococci* na parte esquerda e bactérias, vírus, complicação de Nigerason, *Streptococci, Enterovirus coxsackie* na parte direita. Foram encontrados vírus, fungos, ADN de vírus, adenovírus no pulmão esquerdo, processos psicossomáticos no fígado, bactérias, fungos, *Lamblia intestinalis* na vesícula biliar e bactérias, vírus, ARN de vírus, deficiência de fermento como Zincum met. D200, processos alérgicos como Histaminum D60, processos psicossomáticos estavam no pâncreas - baço. Havia bactérias, fungos, especialmente *Candida glabrata, Helicobacter*, deficiência de fermentação como Zincum met. D200, alergia alimentar como Acidum formicicum D60, processos psicossomáticos no estômago, bactérias, especialmente *Candida glabrata, Campylobacter jejunum* no intestino delgado e bactérias, vermes redondos e chatos, especialmente *Candida albicans, Candida glabrata* no duodeno. Bactérias, fungos, vermes redondos e chatos, *Campylobacter coli, Enterococci, Trichuris trichina, Dientamoeba frangilis, Entamoeba coli,* processos psicossomáticos foram obtidos na parte superior do intestino grosso e bactérias, *Chlamydia trach, Peptostreotococci, Staphylococcus aureus* estavam na próstata. Havia bactérias como *Candida robusta, Mycotfluor, Escherichia, Peptococci*, doenças infecciosas, vermes, hamorhoiden na escada esquerda / intestino delgado, bactérias, fungos, especialmente

*Streptococci* na escada direita / intestino delgado e deficiência hormonal como Molibdénio met. D200, deficiência de vitaminas como Manganum met. D200, deficiência de microelementos como Cobaltum met. D200 e Cuprum met. D200 no sistema imunitário / sistema linfático.

Disse que pensava de forma positiva, que se tinha livrado de pessoas negativas da sua vida, que conseguia adivinhar o carácter das pessoas, que pensava sempre nas razões do que estava a acontecer, mas que tinha um pouco de medo do passo seguinte como espiritualidade e, por isso, foi aconselhado a seguir em frente.

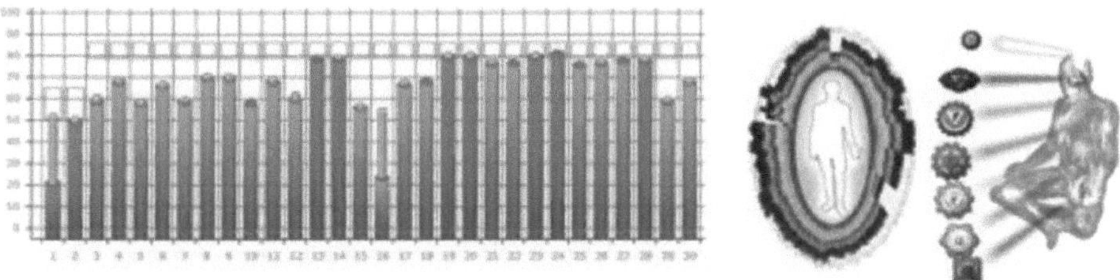

**Figura 45.** Resultados da análise do marido do décimo terceiro grupo.

De seguida, a esposa do décimo terceiro grupo (XIII) foi analisada e verificou-se que era hipoenergética, com apenas o chakra da raiz aberto, como se pode ver na primeira parte da Figura 46. Havia um nível muito baixo de intoxicação exógena e endógena e um nível médio de carga de radiação, mas um nível médio-alto de desgaste dos sistemas linfático, nervoso, endócrino e imunitário com danos nos intestinos, no sangue e na linfa.

No hemisfério esquerdo do cérebro - sistema circular sanguíneo - havia bactérias, especialmente *Aspergillus niger, Aspergillus fumigatus, Streptoccocci,* processos psicossomáticos e no hemisfério direito do cérebro - sistema circular sanguíneo - bactérias, vírus, especialmente *Kingella, Enterovirus coxsackie.* Relativamente ao seio nasal, foram encontradas bactérias, vírus, fungos, *Candida albicans, Actinomyces israelii, Chlamydia, Streptococci,* Adenovirus na parte esquerda e bactérias, fungos, especialmente *Staphylococcus auresu, Streptococcus haemolyt,* pólipos na parte direita. Na amígdala esquerda havia bactérias, especialmente *Candida albicans, Chlamydia, Streptococci*, vírus, DNA de vírus, processos psicossomáticos na glândula tiroide e bactérias, fungos, DNA de vírus, paradontose nos ouvidos - dentes. Para o coração, obtiveram-se bactérias, vírus, complicação de Nigerason na parte esquerda e bactérias, vírus, complicação de Albicans, especialmente *Streptococci* na parte direita. Para o pulmão, foram encontradas bactérias, *Aspergillus fumigatus, Cryptococcus neoformans, Histoplasma* na parte esquerda e bactérias, vírus, fungos, especialmente *Cryptococcus neoformans, Streptococci,* doenças infecciosas, vermes na parte direita. No fígado, havia processos psicossomáticos, bactérias, nomeadamente *Staphylococcus aureus* na vesícula biliar e no pâncreas - baço, bactérias, especialmente *Candida glabrata, Ancylostoma duodenal*, processos psicossomáticos no estômago, bactérias, vírus, fungos, *Campylobacter jejunum, Escherichia*, ancilóstomo, *Enterovirus coxsackie,* processos psicossomáticos no intestino delgado e bactérias, especialmente *Candida glabrata*, processos psicossomáticos no duodeno. Bactérias, fungos, vermes redondos e achatados, *Candida albicans, Candida glabrata, Campylobacter coli, Enterococci, Enterobius verm, Entamoeba coli* foram obtidos na parte superior do intestino grosso, bactérias como *Streptococcus fecal, Staphylococcus aureus* estavam no rim e útero, bactérias e fungos na escada esquerda / intestino delgado e deficiência hormonal como Molibdénio met. D200, deficiência de fermento como Zincum met. D200, deficiência de vitaminas como Manganum met. D200, deficiência de microelementos como Cobaltum met. D200 e Cuprum met. D200 no sistema imunitário / sistema linfático.

Este casal referiu ainda que o seu filho mais velho, com 15 anos de idade, não conseguia dormir desde a sua infância. Assim, foi-lhe administrada uma frequência de insónia através da terapia de biorressonância ativa com o aparelho ATM - Helper-Personal e, no dia seguinte, disseram que ele se deitou à hora certa, dormiu bem e acordou para ir para a escola a horas.

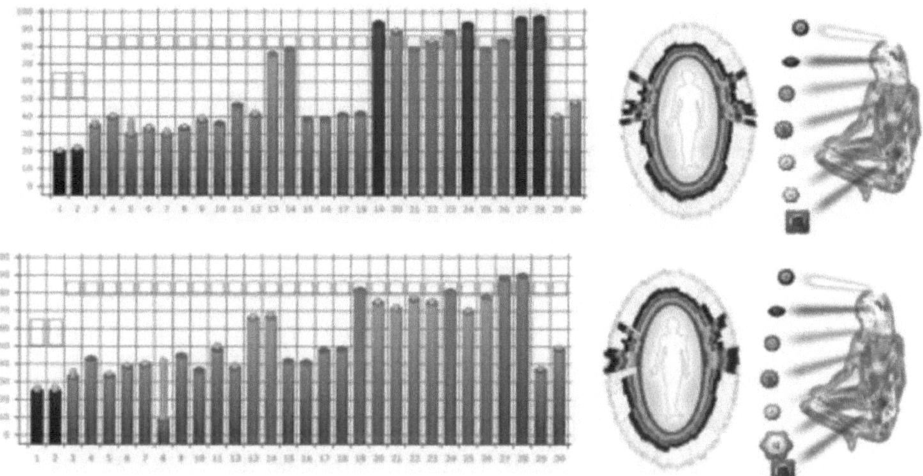

**Figura 46.** Resultados da análise da esposa do décimo terceiro grupo.

No caso da mãe do décimo quarto grupo (XIV), verificou-se que ela era normoenergética, com boa aura e todos os chakras abertos, como se pode ver na Figura 47. Apresentava um nível muito baixo de intoxicação exógena e endógena e de carga de radiação, para além da normotonia dos sistemas nervoso, linfático e endócrino e um nível muito baixo de desgaste do sistema imunitário com lesões intestinais, sanguíneas e linfáticas.

Havia bactérias, *Aspergillus niger, Streptococci, Enterovirus coxsackie* no hemisfério esquerdo do cérebro - sistema circular sanguíneo e bactérias como *Kingella* no hemisfério direito do cérebro - sistema circular sanguíneo. Para o seio nasal, havia bactérias, fungos, Adenovírus na parte esquerda e bactérias, fungos, especialmente *Candida albicans, Chlamydia,* Adenovírus na parte direita. Na amígdala esquerda foram obtidas bactérias, fungos e adenovírus, além de bactérias e DNA de vírus, principalmente *Candida albicans e* adenovírus na amígdala direita. Foram encontrados vírus na glândula tiroide direita, bactérias, especialmente *Mycosis oris, Chlamydia, Streptococci,* Adenovirus nos ouvidos e dentes, bactérias, especialmente *Streptococci, Enterovirus coxsackie* estavam no coração esquerdo. Para o pulmão esquerdo, havia bactérias como *Candida albicans, Streptococci*, Adenovirus e para o pulmão direito, havia bactérias, fungos, especialmente *Histoplasma*, Adenovirus. Para além das bactérias, protozoários, especialmente *Candida albicans* na vesícula biliar e bactérias como *Escherichia* e alergia alimentar encontradas no pâncreas - baço, havia bactérias, vermes redondos e chatos no estômago, bactérias, vermes redondos e chatos, *Candida glabrata, Campylobacter jejunum, Enterococos* no intestino delgado. No duodeno, havia bactérias, ou seja, *Candida albicans,* vermes redondos e chatos. Havia bactérias, protozoários, vermes redondos e chatos, *Candida glabrata,*

*Enterococos, Escherichia, Proteus, Estreptococos, Dientamoeba fragilis, Entamoeba coli* na parte superior do intestino grosso e bactérias, vermes redondos e chatos, *Enterococos, Escherichia, Proteus* e *Enterobius verm, Oxyuren* na parte inferior. Havia bactérias e cistoma ovariano no útero esquerdo, para além de *Chlamydia trach,* e *Streptococci* no útero direito. Para a bexiga/intestino delgado, havia bactérias como *Candida albicans, Candida glabrata* na parte esquerda, *Peptococci* e *Streptococc* i na parte direita. Para o sistema imunitário/glândulas mamárias, havia deficiência hormonal como Molybdenum met. D200, deficiência de microelementos como Cuprum met. D200 e processos psicossomáticos relacionados com o hipotálamo D800.

Disse que estava feliz e satisfeita com a sua vida em geral, que vivia numa pequena cidade, sozinha com a natureza, que tinha uma boa família, que o marido a fazia feliz e que tinha um novo neto que a deixava muito mais feliz.

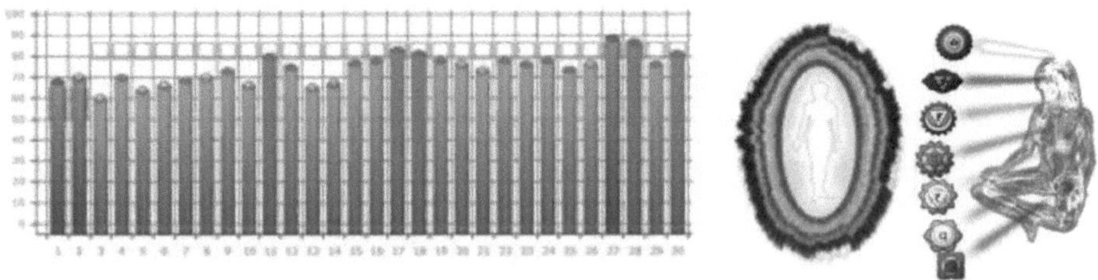

**Figura 47**: Resultados da análise da primeira pessoa do décimo quarto grupo.

De acordo com a filha do décimo quarto grupo (XIV), ela era hipoenergética, com apenas os chakras raiz e sacro abertos, como pode ser visto na primeira parte da Figura 48. Apresentava baixo nível de intoxicação exógena e endógena, carga de radiação, desgaste dos sistemas nervoso, linfático, endócrino imunitário com lesões intestinais, sanguíneas e linfáticas.

No hemisfério esquerdo do cérebro - sistema circular do sangue - havia bactérias, RNA de vírus, *Aspergillus fumigatus, Kingella, Streptococci, Enterovirus coxsackie,* processos psicossomáticos e no hemisfério direito do cérebro - sistema circular do sangue - bactérias, vírus, fungos, RNA de vírus, *Aspergillus fumigates, Aspergillus niger, Kingella, Staphylococcus aureus*. No seio nasal, bactérias, vírus, fungos, ADN de vírus, especialmente *Actinomyces israelii,* Adenovirus foram encontrados na parte esquerda, bactérias, ADN de vírus, especialmente *Chlamydia*, na parte direita. Relativamente à amígdala, obtiveram-se bactérias, ADN de vírus, especialmente *Chlamydia*, Adenovirus na parte esquerda e bactérias, vírus, fungos, especialmente *Candida albicans, Streptococcus haemolyt* na parte direita. Na glândula tiroide, havia vírus, ADN de vírus, Struma-cyste, bactérias, vírus, ADN de vírus, fungos como *Streptococci*, Adenovirus nos ouvidos - dentes e bactérias, vírus, fungos, ARN de vírus, especialmente *Streptococci, Staphylococcus aureus*, processos psicossomáticos no coração esquerdo. Para o pulmão, foram encontradas bactérias, DNA de vírus como *Candida albicans, Histoplasma, Mycoplasma pneumonia* na parte esquerda e bactérias, vírus, DNA de vírus, especialmente *Aspergillus fumigates*, Adenovirus, doenças infecciosas, vermes na parte direita. Processos psicossomáticos foram obtidos no fígado, bactérias como *Candida albicans, Escherichia,* processos psicossomáticos estavam na vesícula biliar, bactérias como *Escherichia* estavam no pâncreas - baço, bactérias, vírus, RNA de vírus, especialmente *Candida glabrata, Enterococci, Escherichia,* ancilostomíase estavam no intestino delgado e bactérias, vermes redondos e chatos, especialmente *Gelicobacter pylori,* ancilostomíase, alergia alimentar como Acidum formicicum D6, processos psicossomáticos estavam no duodeno. No intestino grosso, havia bactérias, *Enterobacter, Escherichia, Oxyuren, Trichuris trichina, Entamoeba coli* na parte superior e bactérias, vermes redondos e chatos, *Proteus,*

*Streptococci, Entamoeba coli* na parte inferior. Bactérias, doenças infecciosas foram encontradas no rim esquerdo, bactérias como *Proteus, Streptococcus fecal* estavam no útero esquerdo, bactérias como *Chlamydia trach*, doenças ginecológicas, cistoma ovariano estavam no útero direito, bactérias como *Escherchia* estavam na bexiga esquerda / intestino delgado e deficiência hormonal como Molibdénio met. D200, deficiência de vitaminas como Manganum met. D200, deficiência de microelementos como Cobalto met. D200 estavam no sistema imunitário / glândula mamária.

Após 10 minutos de terapia de biorressonância passiva horizontal, a energia aumentou e os chakras do plexo solar e da coroa abriram-se, como se vê na segunda parte da Figura 48.

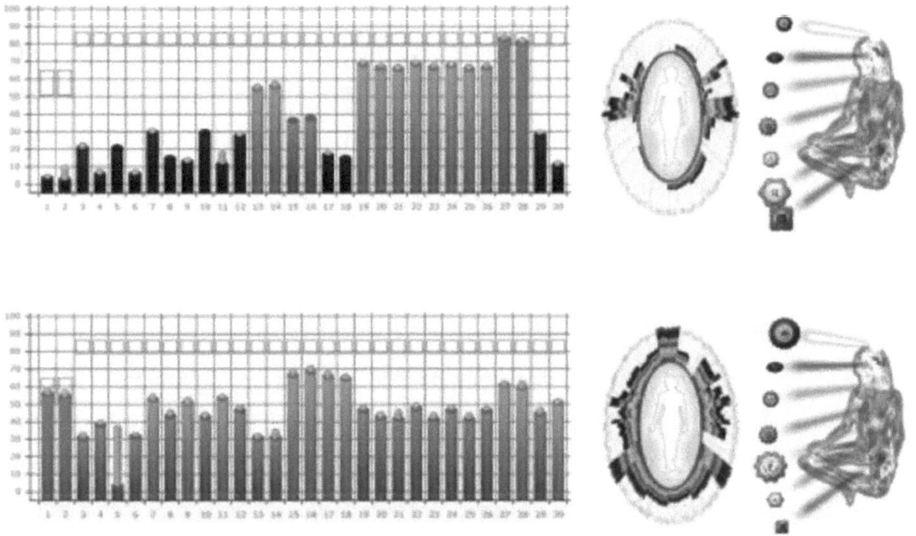

**Figura 48.** Resultados da análise da segunda pessoa do décimo quarto grupo.

Segundo a sogra da filha do décimo quarto grupo (XIV), ela era hipoenergética, com apenas o chacra sacral aberto, como se pode ver na Figura 49. Apresentava um nível baixo de intoxicação exógena e endógena e um nível médio de carga de radiação e um nível médio-alto de desgaste dos sistemas nervoso, linfático, imunitário e endócrino com lesões intestinais, sanguíneas e linfáticas.

Havia bactérias, vírus, RNA de vírus, *Aspergillus niger, Kingella, Streptococci, Enterovirus coxsackie, Staphylococcus aureus* no sistema circular cérebro-sangue, bactérias, DNA de vírus, especialmente *Streptococci*, Adenovirus, pólipos no seio esquerdo e bactérias como *Chlamydia*, Adenovirus, Sinusite frontalis no seio direito. Para a amígdala, foram encontradas bactérias, vírus, especialmente *estreptococos*, adenovírus na parte esquerda e bactérias como *clamídia* na parte direita. Na glândula tiroide direita havia vírus, DNA de vírus, Adenovírus, processos psicossomáticos, Struma-cyste e nos ouvidos - dentes havia bactérias, fungos, DNA de vírus. Para o coração, obtiveram-se bactérias, vírus, fungos, RNA de vírus, complicação de Nigerason, *Streptococci, Enterovirus coxsackie*, processos psicossomáticos na parte esquerda e bactérias, vírus, fungos, especialmente *Enterovirus coxsackie* na parte direita. Relativamente ao pulmão, foram encontradas bactérias, vírus, ADN de vírus, especialmente *Candida albicans, Cryptococcus neoformans, Mycoplasma pneumonia,* Adenovirus na parte esquerda e bactérias como *Mycoplasma pneumonia, Streptococci* na parte direita. Havia bactérias como *Candida albicans, Candida glabrata, Escherichia* na vesícula biliar, bactérias, vírus como *Escherischia, Enterovirus coxsackie,* deficiência de fermento como Zincum met. D200 no pâncreas - baço, bactérias como *Campylobacter coli, Ancylostoma duodenal,* processos psicossomáticos no estômago, bactérias, fungos, vermes redondos e chatos, alergia alimentar no intestino delgado e bactérias, protozoários, *Candida glabrata, Gelicobacter pylori, Staphylococcus aureus, Campylobacter jejum*, ancilostomíase no duodeno. Na parte inferior do intestino grosso, havia bactérias, protozoários, vermes redondos e chatos, *Campylobacter coli, Enterococci, Proteus, Streptococci, Enterobius verm, Entamoeba coli, Streptococci pigeon,* processos psicossomáticos, bactérias, *Candida albicans, Campylobacter coli, Escherichia, Enterobius verm, Entamoeba coli, Staphylococcus aureus*. Relativamente ao rim, foram encontradas bactérias como *Streptococci* na parte esquerda e bactérias e pielonefrite na parte direita. No útero, foram encontradas bactérias e cistoma ovariano na parte esquerda e bactérias como *Chlamydia trach, Peptostreococci, Streptococci* na parte direita. Havia bactérias, fungos, *Candida albicans, Candida robusta, Escherichia, Streptococcus fecal, Streptococcus pigeon* na parte esquerda da bexiga/intestino delgado e bactérias como *Candida glabrata, Candida robusta, Escherichia, Peptococci, Streptococci, Streptococcus pigeon,* doenças ginecológicas, hamorhobiden na parte direita da bexiga/intestino delgado. Deficiência hormonal como Molibdénio met. D200, deficiência de fermento como Zincum met. D200, deficiência de microelementos como Cobalto met. D200, alergia alimentar como Acidum formicicum D6 no sistema imunitário / glândula mamária.

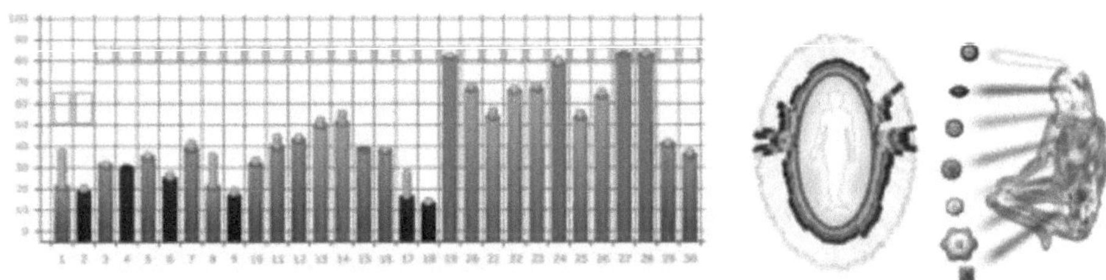

**Figura 49.** Resultados da análise da terceira pessoa do décimo quarto grupo.

De acordo com os resultados da análise da mãe no décimo quinto grupo (XV), o organismo em geral estava normoenergético, mas todos os chakras estavam fechados, como se pode ver na primeira parte da Figura 50. Apesar do baixo nível de desgaste dos sistemas nervoso, linfático, imunitário e endócrino, havia um alto nível de intoxicação exógena e endógena, um nível médio de carga de radiação com lesões intestinais, sanguíneas e linfáticas.

Havia bactérias e vírus, especialmente *Aspergillus fumigatus, Kingella* no hemisfério esquerdo do cérebro - sistema circular do sangue e bactérias e ARN de vírus, especialmente *Streptococci* no hemisfério direito do cérebro - sistema circular do sangue. Relativamente ao seio nasal, foram encontradas bactérias, fungos, especialmente *Actinomyces israelii, Chlamydia* na parte esquerda e bactérias, ADN de vírus, especialmente *Candida albicans, Streptococci*, pólipos na parte direita. Na amígdala havia bactérias, vírus, especialmente *Candida albicans, Candida glabrata, Chlamydia* e na glândula tiroide havia vírus, ADN de vírus, processos psicossomáticos. Bactérias como *Mycosis oris* e *Chlamydia* foram obtidas no ouvido esquerdo e direito - dentes, respetivamente. Para o coração, havia bactérias, vírus, complicação de Nigerason na parte esquerda e bactérias, complicação de Albicans, *Enterovirus coxsackie* na parte direita. Para o pulmão, havia bactérias, vírus, *Aspergillus fumigates, Candida albicans, Mycoplasma pneumonia,* doenças infecciosas, vermes, DNA de vírus na parte esquerda e bactérias, vírus, DNA de vírus, especialmente *Streptococci* na parte direita. Bactérias, *Candida albicans, Escherichia, Lamblia intestinale,* processos psicossomáticos foram encontrados na vesícula biliar, bactérias, vírus estavam no pâncreas - baço, vermes redondos e chatos, *Candida glabrata, Helicobacter, Ancylostoma duodenale,* deficiência de fermento como Zincum met. D200 estavam no estômago, bactérias como *Candida albicans, Candida glabrata, Escherichia, Ascaris female lumb*, ancilostomíase, processos psicossomáticos estavam no intestino delgado e bactérias como *Candida albicans,* vermes redondos e chatos, processos psicossomáticos estavam no duodeno. Para o intestino grosso, havia bactérias, protozoários, *Candida glabrata, Campylobacter, Enterobacter, Enterococci, Proteus, Streptococci, Enterobius verm, Dientamoeba fragilis, Entamoeba coli,* processos psicossomáticos na parte superior e bactérias, fungos, *Candida albicans, Candida glabrata, Campylobacter coli, Escherichia, Proteus, Enterobius verm, Trichinose* na parte inferior. Para o rim, foram obtidas bactérias, doenças infecciosas, nefrite na parte esquerda e bactérias, pielonefrite na parte direita. Relativamente ao útero, foram encontradas bactérias como *Peptococci, Proteus*, cistoma ovariano na parte esquerda e bactérias como *Streptococci*, doenças ginecológicas na parte direita. Havia bactérias, fungos, doenças, vermes, hamorhoiden na bexiga esquerda / intestino delgado e bactérias como *Candida glabrata* na escada direita / intestino delgado. Havia deficiência hormonal como Molibdénio met. D200, deficiência de vitaminas como Manganum met. D200, processos psicossomáticos no sistema imunitário esquerdo / glândula mamária e doenças ginecológicas, deficiência hormonal como Molybdenum met. D200, deficiência de fermento como Zincum met. D200 no sistema imunitário direito / glândula mamária.

Após 10 minutos de terapia de bio-ressonância passiva, a energia aumentou e todos os chakras, exceto o coração e o terceiro olho, abriram-se, como se pode ver na segunda parte da Figura 50.

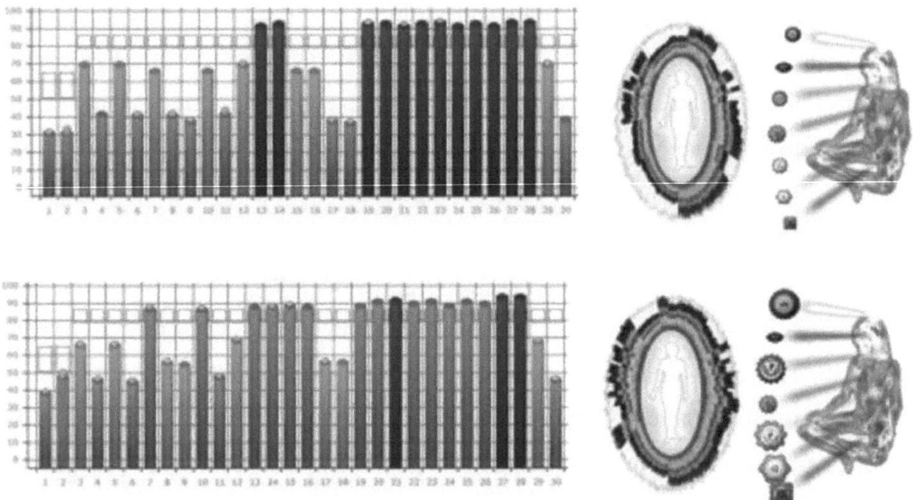

**Figura 50**: Resultados da análise da mãe do décimo quinto grupo.

# CAPÍTULO 4

# DISCUSSÃO

## 111.4.A relação entre o Islão e "Hz. Insan"

O calendário cristão atual é o calendário gregoriano, que se baseia numa volta da Terra em torno do Sol e começa com o nascimento de Jesus. Os muçulmanos, por outro lado, utilizam o calendário Hijri (calendário maometano), baseado numa volta da Lua em torno da Terra e que começa com o dia da Hejira de Hz. Muhammad (s.a.v.) e também dos muçulmanos de Meca para Madinah em 622. Os muçulmanos realizam todos os seus serviços religiosos de acordo com este calendário Hijri. De facto, todos os serviços religiosos dos muçulmanos foram organizados para que o ser humano possa viver a sua capacidade exacta ("Hz. Insan"). Por isso, cada culto e o seu período de tempo são importantes e têm um significado para atingir essa capacidade exacta.

Existem 5 regras islâmicas principais: a palavra Shahada, a salaat, o jejum, o zakat e o haj. A palavra Shahada é o testemunho do facto de que só existe Alá (c.c.) e que Muhammad (s.a.v.) é o Seu Abd (servo e Rasul). Muhammad (s.a.v.) é o Seu Abd (servo) e Rasul. Por outras palavras, só Alá (c.c.) e nada mais significa que tudo consiste no Um e isso também é enfatizado com Hz. Muhammad (s.a.v.) sobre "Hz. Insan" (ser humano) como o facto de Alá (c.c.) se manifestar em "Hz. Insan", o ser humano rende-se e obedece ao Um com tudo o que tem, por outras palavras, é o Seu Abd, de modo a que nada mais reste para além do Um e que ela veja, viva e diga que é o Seu Rasul e que vem d'Ele.

O Salat torna-se fard durante o Miraj de Hz. Muhammad (s.a.v.) e consiste em 5 capítulos: ficar de pé, ler o Alcorão, fazer uma vénia, prostrar-se e sentar-se. O Salat começa com Allahu Akbar, as mãos são levantadas e tudo o que não seja Alá é deixado para trás, e depois as mãos são ligadas dizendo que a ligação com todas as coisas é cortada. Ao apoiar-se na recompensa, rende-se a Alá, e na prostração, a região da testa é tocada no chão para que possa entrar em contacto com Alá. Sentada no chão, esta situação estende-se e termina com a última saudação. De pé representa Hz.

Moisés (a.s.) por outras palavras materialidade, a prostração representa Hz. Jesus (a.s.), ou seja, a espiritualidade, e o sentar-se representa Hz. Muhammad (s.a.v.), ou seja, o equilíbrio entre os dois. As horas de oração que são fard 5 vezes num dia são determinadas de acordo com o Sol. A hora da oração da manhã abrange o período desde o jejum, ou seja, o nascimento da aurora ou madrugada, por outras palavras, o aparecimento da luz na escuridão, até ao nascer do sol. A hora da oração do meio-dia começa no momento em que o sol passa pelo pico máximo e continua até que a sombra de tudo seja múltipla. A oração da tarde começa no final da oração do meio-dia e cobre o tempo até ao pôr do sol. A oração da noite começa a partir do pôr do sol até ao pôr do sol, ou seja, a vermelhidão desaparece. O tempo de oração isha começa com o fim do tempo de oração da noite até ao início do tempo de oração da manhã. Além disso, os homens rezam a oração de Eid, que é wajib, e a oração de sexta-feira (Cuma significa reunir-se), que é fard e, por conseguinte, deve ser realizada na mesquita ao meio-dia de sexta-feira. Para além disso, a oração witr, que significa única e exclusiva, pode ser realizada após a oração isha até à oração da manhã. Para além das orações fard, há também as orações sunnah, 5 vezes por dia. Para além disso, salawat, como plural de salat, significa rezar a Hz. Muhammad (s.a.v.) que, de facto, é dito durante cada capítulo de todas as orações.

Jejuar significa manter-se afastado das coisas que o ser humano deseja e requer, basicamente, evitar comer, beber e procriar, bem como de tudo o que é haram entre a hora do jejum (quando entra a oração da manhã) e a hora do iftar (quando entra a oração da noite). O jejum é fard durante o mês do Ramadão, sunnah durante os dias 9 e 10 (dia de Ashura) ou 10 e 11 do mês de Muharram, e não é fard, mas é encorajado durante a lua cheia dos dias 13, 14 e 15 de Hijri, segunda e quinta-feira da semana, nos 6 dias de Shawwal.

Zakat significa limpeza e abundância de bens e exige a entrega de uma determinada parte dos bens, excluindo as necessidades básicas, aos necessitados, com exceção do núcleo familiar. Além disso, a palavra fitrah significa a criação e corresponde à necessidade mínima diária de alimentos. Dar o zakat é fard no mês do Ramadão e dar a fitrah é wajib. A caridade ou o alm que engloba todos os que têm a sua forma plural como fidelidade e significa o sentido de coisas boas ou dadas por amor de Alá, e o fard é zakat, e o wajib é fitr, por outras palavras fitrah. Mesmo as boas palavras e os comportamentos são também caridade como Hz. Muhammad (s.a.v.) disse que o sorriso é uma caridade. Além disso, existe também uma caridade contínua, que proporciona sempre uma recompensa, tal como um livro útil, uma descoberta, uma invenção, uma boa criança, uma estrada, uma ponte, uma mesquita, uma escola, um hospital, etc., que fazem com que as pessoas ganhem favores mesmo após a sua morte.

Haj significa intenção e semblante e é fard uma vez na vida para aqueles cujas condições são adequadas para este serviço religioso. Consiste em capítulos, por ordem, como a tomada do ihram, que representa a mortalha, a circumambulação da Kaaba, que representa a casa de Alá e o coração, a paragem em Arafat, onde Hz. Adão (a.s.) e Hz. Eva (r.a.) encontraram-se no mundo depois de terem sido expulsos do céu, passando por Safa e Merve, onde Hz. Hacer (r.a.) procurou água para o seu filho Hz. Samuel (a.s.) na idade de amamentar e encontrou água de Zamzam, parando em Muzdalifa onde Hz. Adão (a.s.) e Hz. Eva (r.a.) convergem e se unem, apedrejando satanás em Mina, onde este tentou impedir Hz. Abraão (a.s.) de sacrificar o seu filho Hz. Samuel (a.s.) (para além destes dois profetas, apenas o que veio da sua estirpe e o último profeta Hz. Muhammad (s.a.v.) apedrejou Satanás e cegou-o), sacrificando uma ovelha em vez de Hz. Samuel (a.s.), que também representa o sacrifício de si próprio. O Haj é realizado durante Shawwal, Dhil, os primeiros 10 dias do mês Dhu al-Hijjah e o Eid al-Adha e, assim, a reunificação com a face de Alá, ou seja, o semblante é alcançado.

O Islão é o modo de vida do ser humano, com a palavra Shahada diz o que está a ver, com a salat tenta ver e depois põe em prática o que viu na sua vida, com o jejum, o zakat e o haj purifica-se e depois vê e põe em prática o que viu na sua vida. Para todos eles, é necessária a fé. Para além das condições do Islão, as condições da fé são acreditar em Alá (c.c.), nos profetas, nos livros sagrados, nos anjos, no destino e no acidente, na outra vida.

Num ano, os meses Hijri começam à noite com a lua nova em que a lua aparece pela primeira vez, ocorrem como lua cheia a meio do mês e acabam por desaparecer e continuar no primeiro dia do outro mês. Por outro lado, os dias importantes são colocados especialmente no início, meio e fim do mês e, assim, o culto nesses dias ganha mais importância. O primeiro dos meses Hijri é o mês de Muharram, o mês de haram, que é digno de reverência juntamente com os meses de Rajab, Dhil e Dhu al-Hijjah. A adoração na décima noite do mês de Muharram (noite de Ashura) é um acontecimento muito apreciado, pois Hz. Muhammad (s.a.v.) afirmou que, após o jejum do mês do Ramadão, o jejum mais aceitável é o jejum do dia de Ashura, que proporciona o perdão dos pecados do ano anterior. No décimo dia (Dia de Ashura), Alá (c.c.) aceita muitas orações, e as mais importantes pertencem aos profetas como Hz. O arrependimento de Adão (a.s.), Hz. Noé (a.s.), que escapou do dilúvio, e Jonas (a.s.) para sair da barriga do peixe, Hz. O arrependimento de David (a.s.), Hz. Abraão (a.) para não se queimar no fogo, a ascensão de Hz. Idrees (a.s.) para o céu, Hz. A fuga de José (a.s.) do poço, Hz. Jacob (a.s.) a juntar-se ao seu filho Hz. José (s.a.), Hz. Hiop (a.s.) para se livrar da doença, Hz. Moisés (a.s.) para quebrar o mar, Hz. O nascimento de Jesus (a.s.) e também escapar da morte e subir ao céu. Para além disso, o nascimento de Hz. Husayin (r.a.) (o neto de Hz. Muhammad (s.a.v.)) shahada (incidente de Karbala) ocorreu neste dia. No mês de Safer, Hz. Muhammad (s.a.v.) adoeceu por envenenamento e morreu (shahada) no mês de Rabi al-awwal. Também na 12ª noite do mês de Rabi al-awwal, Mawlid al-Nabi (nascimento) quando Hz. Muhammad (s.a.v.) nasceu é celebrado com salawat no Mawlid. Depois dos meses de Rabi al-thani, Jumada al-awwal e Jumada al-thani, há três meses chamados Rajab, Shaban e Ramadão, respetivamente, e Hz. Muhammad (s.a.v.) declarou a sua importância como o facto de Rajab ser de Alá (c.c.), Shaban é de Hz. Muhammad (s.a.v.) e o Ramadão é o mês da Ummah Muhammad. A primeira noite de sexta-feira do mês de Rajab é a noite em que Hz. Muhammad (s.a.v.) caiu no ventre. Na 15ª noite do mês de Rajab, Allah (c.c.) falou com Hz. Moisés (a.s.) e Hz. Idrees (a.s.) subiu ao céu. Na 27ª noite do mês de Rajab, chamada Laylat al-Miraj (ascensão, autoridade), Hz.

Muhammad (s.a.v.) fez a viagem da Masjid al-Haram para a Mesquita de Al-Aqsa por meio de Burak como uma viagem nocturna até aos olhos num piscar de olhos, foi-lhe oferecida água, vinho, leite e ele escolheu o leite representando a iluminação, chegou ao céu com um legado de 7 andares, encontrou Hz. Adão (a.s.) no primeiro andar, Hz. Jesus (a.s.) e Hz. Johannes (a.s.) no 2º andar, Hz. Joseph (a.s.) no 3º andar, Hz. Idrees (a.s.) no 4º andar, Hz. Aarão (a.s.) no 5º andar, Hz. Moisés (a.s.) no 6º andar e Hz. Abraão (a.s.) no 7º andar, testemunhou os anjos, o céu e o inferno, e os reinos dos reis ancestrais e angélicos, e o céu dos mártires e dos piedosos, e depois regressou após ter visto a face de Alá (c.c.) como sem freio e mediada. Na 15ª noite do Shaban, Laylat al-Baraah (livrar-se dos pecados) é a noite em que a Qibla foi convertida da Masjid al-Aqsa para a Masjid al-Haram, e também todos os eventos para o próximo ano são determinados e escritos. No mês do Ramadão, Hz. Adam (a.s.) recebeu 10 sahife, Hz. Shid (a.s.) 50 sahife, Hz. Idris (a.s.) 30 sahife, Hz. Abraão (a.s.) 10 sahife e também 4 livros sagrados como Hz. Moisés (a.s.) recebeu a Tora, Hz. David (a.s.) obteve Salmos e Hz. Jesus (a.s.) recebeu a Bíblia de uma só vez e Hz. Muhammad (s.a.v.) começou a receber a revelação do Alcorão Sagrado de Alá (c.c.) através de Gabriel (a.s.), que foi completada durante o resto da sua vida (23 anos no total). No mês do Ramadão, o jejum é fard e, para além da salat fard, 5 vezes por dia, e da salat de sexta-feira, há o tarawih, como sunnah, que as pessoas que formam a comunidade fazem geralmente na mesquita. Os últimos 10 dias do mês do Ramadão devem ser procurados, mas a aceitação geral é a 27ª noite como Laylat al Qadr, quando todos os pecados passados são perdoados e também Hz. Muhammad (s.a.v.) recebeu a tarefa de profecia e o Alcorão começou a ser revelado. Todas estas noites importantes são restauradas com adoração e celebradas como a congregação com o Mawlid. Os primeiros três dias do mês de Shawwal são o Eid al-Fitr (dia da alegria), quando os pacificadores se reconciliam, os familiares e os amigos são visitados e festejados com presentes. Na 25ª noite do mês de Dhil, Hz. Abraão (a.s.) e Hz. Jesus (a.s.) nasceram, e também a criação da terra foi iniciada e espalhada começando sob a Kaaba. Hz. Muhammad (s.a.v.) preparou o seu primeiro e último haj no 10º ano da Hégira, durante o mês de Dhil, e completou-o durante o mês de Dhu al-Hijjah, proferindo o seu sermão de despedida.

Os dias de haj situam-se entre o 8º e o 10º dias do mês de Dhu al-Hijjah, o 9º dia é Arafa e o Eid al-Adha situa-se entre o 10º e o 13º dias. Para além disso, tal como Hz. Muhammad (s.a.v.) afirmou que as orações de 5 noites não são rejeitadas, são a primeira noite de sexta-feira do mês de Rajab, a 15ª noite do mês de Shaban, as noites de sexta-feira, a noite de Eid al-Fitr e a noite de Eid al-Adha. Em resumo, as noites mais virtuosas são a primeira noite do mês de Muharram, que é o ano novo de Hijr, a 10ª noite do mês de Muharram, que é a noite da Ashura, a primeira noite do mês de Rajab, a primeira noite de sexta-feira do mês de Rajab, a 15ª noite do mês de Rajab, a 27.a noite do mês de Rajab, que é a Lailat al-Miraj, a 15.a noite do mês de Shaban, que é a Lailat al-Baraah, a 27.a noite do Ramadão, que é a Lailat al-Qadr, as noites de sexta-feira (noites de Arafa), a noite de Eid al-Fitr e a noite de Eid al-Adha.

No que diz respeito à importância dos 7 dias numa semana, que existem devido às 4 fases da lua (lua nova, primeiro quarto de lua, lua cheia, último quarto de lua), a segunda-feira é o dia de início de qualquer trabalho e Hz. Muhammad (s.a.v.) declarou-a como o dia das viagens e do comércio. Durante este dia, 7 virtudes ocorreram de tal forma que Hz. Idrees (a.s.) ascendeu ao céu, Hz. Shuayb (a.s.) viajou para fazer comércio e ganhar o seu sustento, Hz. Moisés (a.s.) foi para a Montanha Tur, Hz. Muhammad (s.a.v.) nasceu, Gabriel (a.s.) apareceu pela primeira vez no Monte Hira e relatou a primeira revelação a Hz. Muhammad (s.a.v.), Hz. Muhammad (s.a.v.) morreu. Para além disso, todas as segundas-feiras, o culto da Ummah Muhammad é apresentado a Hz. Muhammad (s.a.v.). A terça-feira é relatada por Hz. Muhammad (s.a.v.) como o dia de sangue. Na terça-feira, Hz. Eva (r.a.) está menstruada e houve 7 grandes assassínios, tal como a Hz. Cercis (a.s.), Hz. Johannes (a.s.), Hz. Zacarias (a.s.), os feiticeiros do Faraó, a mulher do Faraó Hz. Asiye (r.a.), Hz. O gado de Moisés (a.s.), Hz. O filho de Adão (a.s.) Hz. Habil (r.a.). Na quarta-feira, quando os infiéis foram destruídos, o gigante chamado Avc bin Unuk, que não se afogou no Dilúvio de Noé, foi morto pelo pássaro do Hundhust, Croesus caiu em desgraça, o Faraó e o seu povo foram destruídos pelo mar, Nimrod morreu devido a um mosquito, Hz. A tribo de Lut (a.s.) foi destruída pelas pedras, Hz. Sholeeh (a.s.) e Hz. Hud (a.s.) como Semud e Ad, respetivamente, foram destruídas pela página de

Gabriel (a.s.). A quinta-feira foi mencionada por Hz. Muhammad (s.a.v.) como o dia da conclusão dos trabalhos iniciados na segunda-feira e neste dia 7 profetas encontraram 7 coisas entrando em 7 lugares tais como o Hz. Abraão (a.s.) entrou no Egito e encontrou Hz. Hacer (r.a.), Saki saiu da prisão e teve a honra de servir Melik, Hz. Os irmãos de José (a.s.) vieram ter com Hz. Joseph (a.s.) e encontraram muitas bênçãos, Hz. Benjamin (r.a.) entrou no Egito e encontrou o seu irmão Hz. José (a.s.), Hz. Jacob (a.s.) entrou no Egito e encontrou o seu filho Hz. José (a.s.), Hz. Moisés (a.s.) entrou no Egito e encontrou Copta, Hz. Muhammad (s.a.v.) entrou em Meca e foi recebido com vitória em Meca. A sexta-feira foi indicada por Hz. Muhammad (s.a.v.) indicou a sexta-feira como o dia da reunião e do casamento e relatou que os profetas se casaram neste dia, tal como os 7 casamentos que Hz. Adão (a.s.) e Hz. Eva (r.a.), Hz. Joseph (a.s.) e Hz. Zulaika (r.a.), Hz. Moisés (a.s.) e Hz. Safura (r.a.), Hz. Solomon (a.s.) e Hz. Belkis (r.a.), Hz. Muhammad (s.a.v.) e Hz. Khadijah (r.a.), Hz. Muhammad (s.a.v.) e Hz. Aisha (r.a.), Hz. Ali (r.a.) e Hz. Fátima (r.a.). O sábado foi relatado por Hz. Muhammad (s.a.v.) como o dia da batota e neste dia 7 soldados batem em 7 pessoas. Para domingo, Hz. Muhammad (s.a.v.) disse que era o dia da plantação e da reconstrução porque a reconstrução do mundo começou neste dia.

Para compreender e viver "Hz. Insan", foram utilizadas metáforas baseadas na representação, mesmo no Alcorão Sagrado. O Sol, a Lua, os planetas e as estrelas desempenham papéis que determinam o tempo e representam Alá (c.c.), Hz. Muhammad (s.a.v.), os profetas e os sábios, respetivamente. As obras dos profetas também são importantes e são tais que Hz. Adam (a.s.) foi o primeiro engenheiro agrícola e agricultor, Hz. Shid (a.) foi o fundador da primeira indústria de tecelagem, Hz. Idrees (a.s.) é o primeiro inventor do alfaiate e o mestre dos alfaiates, Hz. Noé (a.s.) foi o mestre dos carpinteiros, marinheiros e marinheiros, Hz. Hud (a.s.) foi o mestre dos comerciantes, Hz. Sholeeh (a.s.) era um criador de camelos e bebia e vendia o seu leite, Hz. Abraão (a.s.) reconstruiu a Kaaba, Hz. Lut (a.s.) foi um historiador, viajante, o mestre dos viajantes, Hz. Samuel (a.s.) era um caçador de terra e mar e também o mestre dos intérpretes, pois conhecia 70 línguas, Hz. Ishaaq (a.s.) e Hz. Jacob (a.s.) eram pastores, Hz. José (a.s.) foi o primeiro inventor do relógio e o primeiro a armazenar a colheita, Hz. Hiop (a.s.) e Hz. Shuayb (a.s.) eram agricultores, Hz. Moisés (a.) era pastor e também servia o seu sogro Hz. Shuayb (a.s.), Hz. David (a.s.) forjou ferro, fez armaduras, formou exércitos regulares, comandou e obteve vitórias, Hz. Salomão (a.s.) foi um rei e o primeiro cobre aquatint, Hz. Zulkiyf (a.) foi o primeiro a cozer pão e o mestre dos padeiros, Hz. Elias (a.s.) foi um tecelão e o mestre dos fiandeiros, Hz. Jonah (a.s.) foi o mestre dos pescadores, Hz. Uzeyr (a.s.) era um jardineiro, o primeiro a inocular árvores de fruto, Hz. Luqman (a.s.) era o mestre da medicina e da farmácia, Hz. Zacarias (a.s.) era carpinteiro, Hz. Jesus (a.s.) fabricava instrumentos de caça e era o mestre dos caçadores e dos médicos, Hz. Muhammed (a.s.) foi pastor numa idade precoce, depois dedicou-se ao comércio e, por último, à jihad.

## IV.2. O debate dos grupos de estudo

Neste estudo, havia grupos familiares ligados entre si por parentesco ou vizinhança, vivendo na mesma pequena cidade. Verificou-se que os membros das famílias de cada grupo tinham problemas semelhantes que afectavam as suas condições de saúde e até o seu nível de vida. Além disso, verificou-se que a relação entre cada grupo tinha efeitos numa perspetiva alargada. Por exemplo, parecia haver uma coincidência quanto às datas de análise, que foram organizadas de acordo com os desejos e horários das pessoas, mas essas datas coincidiam com um facto interessante: após cada análise do primeiro grupo (I), especialmente a análise da mãe deste grupo, os seus vizinhos e/ou familiares eram analisados. Uma vez que os membros da família em cada grupo representavam algumas partes noutros, tal como a ligação entre tudo no universo, cada melhoria no primeiro grupo (I), que se encontrava no topo da relação, tal como indicado numa estrutura em forma de árvore (Figura 1), desencadeava o progresso nos outros grupos.

De acordo com a quarta análise da mãe do primeiro grupo (I) que jejuou em um terço dos meses de Rajab e Shaban, o organismo hipoenergético tornou-se normoenergético, o nível médio de intoxicação endógena e exógena, a carga de radiação, o desgaste dos sistemas nervoso e imunitário tornaram-se baixos, o baixo nível de desgaste dos sistemas linfático e endócrino tornaram-se normotonia e a aura vazia tornou-se aproximadamente cheia com mais 5 chakras abertos, exceto o chakra da coroa em dois meses. Depois de jejuar 30 dias no mês de Ramadão e 6 dias no mês de Shawwal, a sua última (quinta) análise deu novamente um organismo normoenergético com normotonia dos sistemas nervoso, linfático, imunitário e endócrino e com aura quase cheia e chakra da coroa adicionalmente aberto, apesar do chakra sacro fechado e do alto nível de intoxicação exógena e endógena e da carga de radiação. De acordo com a quarta análise da filha do primeiro grupo (I) que jejuou no primeiro terço do mês de Rajab, o organismo hipoenergético continuava hipoenergético, o nível médio de intoxicação exógena e endógena desapareceu, o nível médio - alto de carga de radiação, o desgaste dos sistemas imunitário, nervoso, linfático e endócrino tornou-se baixo. No primeiro dia do último terço do mês de Shaban, de acordo com a sua sexta análise durante a menstruação, o organismo hipoenergético com nível médio de intoxicação exógena e endógena, carga de radiação, desgaste dos sistemas nervoso, imunitário, linfático e endócrino tinha a aura quase completa com todos os chakras abertos, exceto os chakras da raiz e do plexo solar, com a ajuda da terapia de biorressonância passiva horizontal. De acordo com a sua sétima análise, durante a menstruação, após duas semanas de jejum, leitura integral do Alcorão e realização de tarawih durante o mês do Ramadão, o organismo tornou-se normoenergético, com aura quase completa e todos os chakras, exceto o do plexo solar, abertos, sem intoxicação exógena e endógena, normotonia dos sistemas nervoso, imunitário, linfático e endócrino. De acordo com a sua última (oitava) análise após o jejum do mês do Ramadão e 6 dias do mês de Shawwal, o organismo normoenergético apresentava uma aura quase completa e todos os chakras abertos, normotonia dos sistemas nervoso, imunitário, linfático e endócrino, mas o nível mais baixo de intoxicação exógena e endógena.

De acordo com a análise do segundo grupo (II), que era a família do irmão da mãe do primeiro grupo (I), sem a terapia de biorressonância passiva, os resultados da análise da tia e do pai da mulher deste irmão davam o organismo normoenergético, com a ajuda da terapia de biorressonância passiva horizontal a avó hipoenergética tinha a aura melhor e os chakras abertos, exceto os chakras da garganta e do terceiro olho, a esposa hipoenergética melhorou a aura e abriu apenas os chakras do plexo solar e da coroa e, da mesma forma, o filho hipoenergético melhorou a aura e abriu apenas o chakra da coroa, mas a situação da filha hipoenergética não se alterou devido ao excesso de bactérias, vírus, fungos, protozoários, tumores e, portanto, as frequências que matam todos eles e, em seguida, para desintoxicação foram-lhe dadas pela terapia de biorressonância ativa com o dispositivo ATM-Helper-Personal, o que a fez acalmar e sentir-se melhor. De acordo com os resultados da análise dos vizinhos (grupos VII - XII) deste segundo grupo (II), os grupos mãe e filho (VII e VIII) tinham um equilíbrio tal que o filho normoenergético com aura aproximadamente cheia e chakras abertos, com exceção dos chakras raiz e sacro, e a sua mãe hipoenergética apenas com os chakras raiz e sacro abertos com a ajuda da terapia de biorressonância passiva horizontal, como se viu no sétimo grupo (VII) e vice-versa, a mãe normoenergética com aura quase completa e chakras abertos, exceto o chakra sacro, e o seu filho hipoenergético apenas com os chakras raiz e sacro abertos com a ajuda da terapia de biorressonância passiva horizontal, como se viu no oitavo grupo (VIII). Enquanto a terapia passiva não funcionou para a mãe do nono grupo (IX) que teve os piores resultados de análise com a aura quase vazia e todos os chakras fechados mesmo após a terapia, a mãe hipoenergética do décimo grupo (X) teve a aura aproximadamente cheia e todos os chakras abertos com a ajuda da terapia de biorressonância passiva horizontal. Por outro lado, sem terapia passiva, as mães normoenergéticas do décimo primeiro e décimo segundo grupos (XI e XII) tiveram os melhores resultados de análise com aura quase completa e todos os chakras abertos.

De acordo com a análise do terceiro e quarto grupos (III e IV) que eram duas famílias de tios da mãe do primeiro grupo (I), a esposa hiperenergética do tio tinha a aura aproximadamente cheia e 5 chakras abertos, mas a situação da sua filha hipoenergética não se alterou com a ajuda da terapia de biorressonância passiva horizontal no terceiro grupo (III) e a filha normoenergética do outro tio tinha a aura aproximadamente cheia e todos os chakras abertos com a ajuda da terapia de biorressonância passiva horizontal e sem a terapia passiva, a esposa do seu irmão era normoenergética com 5 chakras abertos no quarto grupo (IV). De acordo com a análise do quinto e sexto grupos (V e VI), que eram as famílias-avós, como as famílias da neta da irmã da avó e do filho do irmão do avô, respetivamente, para a mãe do primeiro grupo (I), ambas as famílias tinham equilíbrio dentro dos grupos. No quinto grupo (V), esta neta, o seu marido e a filha da sua tia eram normoenergéticos com a aura aproximadamente cheia e 6, 7 e 5 chakras abertos, respetivamente, sem terapia passiva, mas a filha do seu irmão, que era hipoenergética, tinha 6 chakras abertos com a ajuda da terapia de biorressonância passiva horizontal. No sexto grupo (VI), havia este filho hiperenergético com 4 chakras abertos e, com a ajuda da terapia passiva, a sua esposa hipoenergética abriu apenas o chakra da coroa, as suas irmãs hipoenergéticas tinham totalmente 4 e 5 chakras abertos, respetivamente, e a esposa hipoenergética do marido da sua irmã tinha 4 chakras abertos. De acordo com a análise dos vizinhos (grupos XIII - XV) do primeiro grupo (I), havia o marido normoenergético com todos os chakras abertos, exceto o chakra da coroa e, com a ajuda da terapia de biorressonância passiva horizontal, a sua esposa hipoenergética abriu apenas os chakras raiz e sacro no décimo terceiro grupo (XIII), a mãe normoenergética com aura quase completa e todos os chakras abertos, com a ajuda da terapia de biorressonância passiva horizontal, a sua filha hipoenergética e a sogra hipoenergética da sua filha abriram apenas 2 chakras no décimo quarto grupo (XIV), a mãe normoenergética abriu todos os chakras fechados, exceto o coração e o terceiro olho, com a ajuda da terapia de biorressonância passiva horizontal no décimo quinto grupo (XV).

Após as duas primeiras análises da mãe e da filha do primeiro grupo (I), que se realizaram imediatamente antes do primeiro dia do mês de Rajab, foi analisada a sogra do décimo quarto grupo (XIV). A terceira análise da filha do primeiro grupo (I) e a análise do décimo terceiro grupo (XIII) foram efectuadas no mesmo dia, no final do primeiro terço do mês de Rajab. Na primeira parte do segundo terço do mês de Rajab, foram analisadas a terceira e a quarta análise da mãe e da filha do primeiro grupo (I), respetivamente, e a análise da mãe e da filha do décimo quarto grupo (XIV). Assim, durante o mês de Rajab, foram analisadas metade das análises da mãe e da filha do primeiro grupo (I) e dos seus vizinhos (grupos XIII e XIV). No mês de Shaban, foram analisados todos os parentes (grupos II - VI) do primeiro grupo (I), todos os vizinhos (grupos VII - XII) do segundo grupo (II) e o vizinho (grupo XV) do primeiro grupo (I), além da quarta análise da mãe e da quinta e sexta análises da filha do primeiro grupo (I). Após a quinta análise da filha do primeiro grupo (I), que foi no final do primeiro terço do mês de Shaban, foram analisados o vizinho (grupo XV) do primeiro grupo (I), o segundo grupo (II), o vizinho (grupo IX) do segundo grupo (II), o terceiro grupo (III) e o quinto grupo (V). Depois, os restantes vizinhos (grupos VII, VIII, X - XII) do segundo grupo (II) foram analisados na primeira parte do segundo terço do mês de Shaban. O quarto (IV) e o sexto (VI) grupos foram analisados apenas um dia antes da quarta e sexta análise da mãe e da filha do primeiro grupo (I), respetivamente, que foi no final do segundo terço do mês de Shaban. Para além da segunda análise da segunda pessoa do sexto grupo (VI), a quinta pessoa do sexto grupo (VI) foi analisada apenas dois dias depois da quarta e sexta análises da mãe e da filha do primeiro grupo (I), respetivamente, o que aconteceu na primeira parte do último terço do mês de Shaban. No final do segundo terço do mês de Ramadão, foi efectuada a sétima análise da filha do primeiro grupo (I) e a última análise da mãe e da filha foi feita no final do primeiro terço do mês de Shawwal. De facto, a quarta e a sexta análise da mãe e da filha do primeiro grupo (I), respetivamente, foram importantes de tal forma que o nível normoenergético do organismo geral, os níveis de normotonia dos sistemas e a aura aproximadamente cheia e os chakras abertos foram obtidos primeiramente na quarta análise da mãe sem terapia passiva e a aura aproximadamente cheia e os chakras abertos foram obtidos na sexta análise da filha com a ajuda da terapia de biorressonância passiva horizontal. A última (quinta) análise da mãe do primeiro grupo (I) foi tão boa como a quarta análise, com exceção do elevado nível de intoxicação exógena e endógena e da carga de radiação, mas com o chakra da coroa adicionalmente aberto, que estava fechado na quarta análise. Por outro lado, a última (oitava) análise da filha do primeiro grupo (I) deu os melhores resultados como o nível normoenergético do organismo geral, os níveis de normotonia dos sistemas e a aura completa e todos os chakras abertos com

Os melhores resultados foram obtidos na sua sétima análise sem terapia de bio-ressonância passiva. Assim, a mãe e a filha do primeiro grupo (I) atingiram os seus melhores resultados de análise na quarta e oitava análise, respetivamente, que foram no final do segundo terço do mês de Shaban e no final do primeiro terço do mês de Shawwal, respetivamente.

À medida que o primeiro grupo (I), especialmente a mãe, foi progredindo, observou-se a melhoria noutros membros do grupo. Tal como no segundo grupo, a melhoria verificou-se primeiro nos seus vizinhos e depois nos seus familiares. No entanto, o melhor resultado foi obtido por último na filha do primeiro grupo (I). Com base na importância dos três meses, Rajab é de Alá (c.c.), Shaban é de Hz. Muhammad (s.a.v.) e o Ramadão é o mês da Ummah Muhammad, o desenvolvimento do presente estudo de caso prosseguiu por esta ordem. Além disso, entre todos os grupos deste estudo de caso, havia algumas pessoas que faziam colheitas ou jardinagem, eram agradáveis na sua vida em geral, felizes no seu trabalho, tinham fortes convicções mesmo depois de experiências traumáticas, pensavam conscientemente e com calma sobre as razões das situações à sua volta e, assim, os seus resultados de análise encontravam-se nos níveis óptimos sem terapia passiva. Os outros, por outro lado, alcançaram melhores níveis de energia com a ajuda da terapia de biorressonância passiva. Assim, foi possível obter um equilíbrio entre os melhores resultados e os piores, tanto entre os membros do mesmo grupo como entre todos os grupos deste estudo de caso.

### IV.3. Ser "Hz. insan"

Desde o conceito de energia e matéria até aos campos magnéticos no universo, a relação entre os pontos de vista macro e micro oferece novas perspectivas para a compreensão e gestão da vida (Tuncer, 2018b). Enquanto as descobertas de enormes campos magnéticos e o seu mapeamento estão a ajudar na formação de galáxias e do espaço (Beck, 2015; Kierdorf et al., 2017), os campos magnéticos do corpo humano fornecem informações sobre a situação das células, dos órgãos e de todo o organismo (Becker & Marino, 1982).

As fotografias Kirlian e a visualização da aura são as primeiras tentativas de estruturar os campos electromagnéticos do ser humano (Adanikenko et al., 1969; Zakis et al., 1999). Para além da sobreposição dos sete chakras no corpo humano, das frequências Solfeggio e do espetro de luz visível, foi demonstrado que a atividade solar como ressonância Schumann sincronizada com a frequência dos organismos afecta especialmente a saúde humana (Cherry, 2002).

Quando todas estas relações são consideradas, torna-se óbvio ver como os assuntos estão relacionados uns com os outros. Se o sinal de ressonância humana proveniente de trovoadas, actividades solares, etc. (Cherry, 2002) puder ser sincronizado com a natureza, ressonância Schumann, etc., como por exemplo com a ajuda de terapias de campo magnético, pode propagar-se globalmente e continuamente em todo o mundo e para o universo em níveis óptimos (Tuncer, 2018b). Depois, os sinais do espaço chegam à terra, aos organismos, incluindo os seres humanos, e, de facto, todas estas coisas formam um ciclo como fonte contínua (Tuncer, 2018b).

Tal como a formação de tudo a partir do nada através da criação de Hz. Muhammad (s.a.v.) que é Habiballah por Allah (c.c.) contendo tudo dentro do nada, "Hz. Insan" contém Allah (c.c.), os profetas, os livros sagrados, os anjos, o destino e o acidente, o além como condições de fé e coloca todos eles como Palavra Shahada, salaat, jejum, zakat, haj vivendo essas regras islâmicas e assim as coisas materiais e espirituais conhecidas ou não conhecidas são criadas para sempre. Esta ordem de formação ocorre exatamente como o facto de Rajab ser de Alá (c.c.), Shaban é de Hz. Muhammad (s.a.v.) e o Ramadão é o mês da Ummah Muhammad e continua sob a forma de um ciclo.

Com a ajuda da pesquisa sobre autofagia que ocorre em resposta a tensões, como privação de nutrientes, invasão de patógenos, participando da patogênese de doenças humanas, como infecções por patógenos, doenças neurodegenerativas e desenvolvimento de tumores e mantendo a homeostase celular como ganhar o Prêmio

Nobel de Fisiologia ou Medicina de 2016 (Ke, 2017), a importância do jejum é cientificamente enfatizada. Da mesma forma, além da exibição científica da diferença ocorrida na área da testa, especialmente durante a prostração de salat, as imagens dos campos eletromagnéticos emitidos pelos vários objetos e organismos vivos, os órgãos representativos do corpo, 5 sentidos e acima, cores, som, cheiro e pedras para cada 7 chakras foram indicados (Maranki & Maranki, 2012). Os planetas representativos do sistema solar (para além da Terra, mas incluindo o Sol e a Lua), os órgãos do corpo, as cores, o cheiro e as pedras para os signos astrológicos (Maranki & Maranki, 2012), bem como os profetas representativos e as suras do Alcorão para cada 12 signos astrológicos e também as dimensões representativas, os planetas, os nomes de Alá (c.c.), os profetas e os anjos para cada 7 chakras foram também indicados (Aktas, 2015). Recentemente, a harmonização de questões materiais e espirituais desta forma e, da mesma forma, tendo em conta os significados científicos adicionais dos versos do Alcorão (Hulusi, 2010) facilitam a compreensão e a vivência de "Hz. Insan".

Neste universo onde tudo está interligado e entrelaçado, desde o início da história humana, a jornada de cada ser humano está de facto relacionada com a recordação e a vivência de "Hz. Insan" e, como se tenta mostrar no presente estudo, todas as obras materiais e espirituais servem para este fim e transportam todos, dentro das suas capacidades, para este objetivo Biiznillah.

# REFERÊNCIAS

Adanikenko VG, Kirlian V & Kirlian S (1969) The biometer and its possible uses. Problems in Bioenergetics, Universidade Estatal do Cazaquistão, Alma-Ata, pp 75-77.

Akan Z, Aksu B, Tulunay A, Bilsel S, Inhan-Garip A (2010) Os campos electromagnéticos de frequência extremamente baixa afectam a resposta imunitária dos macrófagos derivados de monócitos a agentes patogénicos. Bioelectromagnetics 31(8): 603-612.

Aktas K (2015) Kurelerin muzigi (em turco). Selis Kitaplar, Istambul.

Arendash G, Sanchez-Ramos J, Mori T, et al. (2010) O tratamento com campos electromagnéticos protege e inverte o défice cognitivo em ratinhos com doença de Alzheimer. J Alzheimers Dis. 19: 191.

Barbault A, Costa F, Bottger B, et al. (2009) Amplitude-modulated electromagnetic fields for the treatment of cancer: discovery of tumor-specific frequencies and assessment of a novel therapeutic approach. J Exp Clin Cancer Res. 28: 51-60. Binder A (1984) Pulsed electromagnetic eld therapy of persistent rotator cu tendinitis. Lancet 8379: 695-698.

Beck R (2015) Campos magnéticos na galáxia espiral próxima IC 342: Um estudo de polarização de rádio multi-frequência. Astronomy & Astrophysics 578: A93. DOI: 10.1051/0004-6361/201425572

Becker R & Marino A (1982) *Electromagnetism and Life*. Albany, NY: State University of New York Press.

Best S & Smith CW (1990) Electromagnetic man. Dent Ed., 1ª edição, Londres.

Binhi V & Savin A (2003) Efeitos de campos magnéticos fracos em sistemas biológicos: aspectos físicos. Física-Uspekhi. 45(3): 259-291.

Blank M & Goodman R (1997) Os campos electromagnéticos interagem diretamente com o ADN? Bioelectromagnetics 18(2): 111-115.

Brennan F, Carr D, Cousins M (2007) Pain management: a fundamental human right. Anesthesia Anal. 105(1): 205-221.

Bukanovich O, Khan M, Chistova L, Sheliapina V, et al. (1996) Correntes moduladas sinusoidalmente na terapia da gastroduodenite crónica em crianças. Von Kurortol Fizioter Lech Fiz Kult. 2: 22-26.

Cadossi R, Emilia G, Torelli G (1988) Lymphocytes and pulsing magnetic field. In: Marino AA, ed. Modern Bioelectricity. Nova Iorque, NY: Marcel Dekker, Inc.

Cherry NJ (2002) Schumann Resonances, a plausible biophysical mechanism for the human health effects of Solar/Geomagnetic Activity. Natural Hazards 26: 279-331.

Cossarizza A, Monti D, Bersani F, Cantini M, et al. (1989a) Extremely low-frequency pulsed electromagnetic fields increase cell proliferation in lymphocytes from young and aged subjects. Biochem Biophys Res Commun. 160: 692-698.

Cossarizza A, Monti D, Sola P, Moschini G, et al. (1989b) DNA repair after irradiation in lymphocytes exposed to low-frequency pulsed eletromagnetic fields. Radiat Res. 118: 161-168.

Costa F, de Oliveira A, Meirelles R, et al. (2011) Tratamento do carcinoma hepatocelular avançado com níveis muito baixos de campos electromagnéticos modulados em amplitude. Br J Cancer. 105: 640-648.

Dallari D (2009) Efeitos da estimulação electromagnética pulsada em pacientes submetidos a próteses de revisão da anca: Um estudo randomizado, prospetivo e duplo-cego. Bioelectromagnetics 30(6): 423-430.

Danze J M (2010) Le Systeme MORA ou le Rationnel en Medicine Energetique. Pisteur Liege Ed. 4ª edição, Bélgica.

Freire-Moran L, Aronsson B, Manz C, et al. (2011) Grupo de Trabalho ECDC-EMA. Critical shortage of new antibiotics in development against multidrug-resistant bacteria-Time to react is now. Drug Resist Updat. 14(2): 118-124.

Filipovic N, Djukic T, Radovic M, Cvetkovic D, Curcic M, et al. (2014) Investigação de campos electromagnéticos em diferentes linhas de células cancerígenas. Cancer Cell International 14(84): 1-10.

Gordon G (2007) Designed electromagnetic pulsed therapy: clinical applications. J Cell Physiol. 212(3): 579-582.

Gotovsky Y V, Kosareva L (2011) Terapia de biorsonância exogénica por frequências fixas. Manual de orientação: Moscovo, Federação Russa, IMEDIS.

Girgert R, Hanf V, Emons G, Grundker C (2010) A transdução de sinal do recetor de melatonina MT1 é perturbada em células de cancro da mama por campos electromagnéticos. Bioelectromagnetics 31(3): 237-245.

Graham C & Stevenson J (2000) Frozen chips: an unusual cause of severe frostbit injury. Br J Sports Med. 34(5): 382-383.

Han J, Shuvaev VV, Muzykantov VR (2012) Interceção orientada da sinalização de espécies reactivas de oxigénio no endotélio vascular. Ther Deliv 3(2): 263-276.

Herrmann E & Galle M (2011) Estudo cirúrgico retrospetivo da eficácia terapêutica de pacientes resistentes à terapia de biorressonância MORA que sofrem de alergias, dor e doenças infecciosas. Jornal Europeu de Medicina Integrativa 3: 237-244.

Hulme J, Robinson V, DeBie R, Wells G, et al. (2002) Campos electromagnéticos para o tratamento da osteoartrite. Revisão Cochrane 1(CD003523).

Hulusi A (2010) Allah ilminden yansımalarla Kuran-ı Kerim 90zumu (em turco). 3. ed., Kitsan Kitap Basim Yayin Dagitim Ltd. Sti., Istambul.

Iurlov V, Eksareva T, Dolodarenko V (1989) A eficácia da utilização de campos electromagnéticos de baixa frequência na bronquite crónica. Voen Med Zh. 3: 35-36.

Jeran M (1987) PEMF stimulation of skin ulcers of venous origina in humans: preliminary report of a double blind study. Bioelectromagnetics 6(2): 181-188.

Ke PY (2017) A autodigestão das células da manhã: A autofagia ganha o Prémio Nobel da Fisiologia ou Medicina de 2016. Biomedical Journal 40(1): 5-8.

Kierdorf M, Beck R, Hoeft M, Klein U, van Weeren RJ, Forman WR, Jones C (2017) Relíquias em aglomerados de galáxias a altas frequências de rádio, Astronomy & Astrophysics 600: A18. DOI: 10.1051/0004-6361/201629570

Krishnadas R & Cavanagh, J (2012) Depressão: uma doença inflamatória? J Neurol Neurosurg Psychiatry 83(5): 495-502.

Lappin M, Lawrie F, Richards T, Kramer E (2003) Effects of a pulsed electromagnetic therapy on multiple sclerosis fatigue and quality of life: a double-blind, placebo controlled trial. Altern Ther Health Med. 9(4): 38-48.

Lawrence P (2011) Tratamento conservador da infeção do enxerto aórtico. Semin Vasc Surg. 24(4): 199-204.

Lee P, Kim Y, Lim Y, Lee C, et al. (2006) Efficacy of pulsed electromagnetic therapy for chronic lower back pain: a randomized, double-blind, placebo-controlled study. J Int Med Res. 34(2): 160-167.

MacAuley D (2001) Ice therapy: how good is the evidence? Int J Sports Med. 22(5): 379-384.

Maranki A & Maranki E (2012) Kozmik bilim ve bilinple ya^am enerjisi (em turco). 90. ed., Hayat Yayinlari, Istambul.

Markov M, Nindl G, Haslewood C, Cuppen J (2006) Interações entre campos electromagnéticos e sistema imunitário: possível mecanismo de controlo da dor. Bioelectromagnetics Current Concepts, Springer, pp 213-225.

Markov M (2007) Expanding use of pulsed electromagnetic field therapies. Electromagn Biol Med. 26(3): 257-274.

Mattiessen B (2011) Homeopathy in healthcare - Effectiveness, appropriateness, safety, costs. Springer Verlag.

Moritz A & Henriques F (1947) Studies of thermal injury II. e relative importance of time and surface temperature in the causation of cutaneous burns. Am J Pathol. 23: 695-720.

Mueller R, Bergvall K, Bensignor E, Bond R (2012) Uma revisão da terapia tópica para infecções cutâneas com bactérias e leveduras. Vet Dermatol. 23(4): 330-362.

Navaratil L, Hlavaty V, Landsingerova E. (1993) Possible therapeutic applications of pulsed magnetic fields. Cas Lek Cesk. 132(9): 590-594.

Pihtili A, Galle M, Cuhadaroglu C, Kilicaslan Z, Halim Z, Issever Z, Erkan F, Cagatay T, Gulbaran Z (2014) Evidências da eficácia de um método de biorressonância na cessação tabágica: Um estudo piloto. Forsch Komplementmed 21: 239-245.

Popp F A (2000) Biofotónica e sistemas coerentes. Actas da 2ª Conferência Alexander Gurwitsch e contribuições adicionais, Imprensa da Universidade de Moscovo.

Rasouli J, Lekhraj R, White NM, et al. (2012) Atenuação da interleucina-1beta por campos electromagnéticos pulsados após lesão cerebral traumática. Neurosci Lett. 519(1): 4-8.

Romeo S, Zeni L, Sarti M, et al. (2011) Os padrões de migração electroforética do ADN mudam após a exposição das células Jurkat a um único impulso elétrico intenso de nanossegundos. PLoS One 6(12): 28419.

Rosenberg P, Mehndiratta R, Mehndiratta Y, Wamer A, et al. (2002) Repetitive transcranial magnetic stimulation treatment of comorbid posttraumatic stress disorder and major depression. J Neuropsychiatry Clin Neurosci. 14: 270-276.

Ross CL & Harrison BS (2013) A utilização de campos magnéticos para a redução da inflamação: Uma revisão da história e dos resultados terapêuticos. Terapias Alternativas 19 (2): 47-54.

Ross CL, Siriwardane M, Almeida PG, Porada CD, Brink P, et al. (2015) O efeito do campo eletromagnético de baixa frequência na diferenciação de células estaminais/progenitoras da medula óssea humana. Stem Cell Research 15: 96-108.

Rubik B (1997) Bioelectromagnetics and the future of medicine. Admin Rad J. 16(8): 38-46.

Sandyk R (1998) O tratamento com campos electromagnéticos pulsados AC normaliza a latência da resposta visual evocada num doente com esclerose múltipla e atrofia ótica. Int J Neurosci. 93(3-4): 239-250.

Sherman R, Acosta N, Robso L (1999) Treatment of migraine headaches with pulsing electromagnetic fields: Um estudo duplamente cego, controlado por placebo. Headache 39(8): 567-575.

Sisken B (1992) Nerve regeneration: implication for clinical application of electrical stimulation (Regeneração nervosa: implicações para a aplicação clínica da estimulação eléctrica). O Primeiro Congresso Mundial de Eletricidade e Magnetismo em Biologia e Medicina; Orlando, FL.

Sorularla Islamiyet Web Page: https://sorularlaislamiyet.com Feyyaz Bilim ve Gelisim Dernegi.

Sutbeyaz S, Sezer N, Koseoglu F, Kibar S (2009) Terapia de campos electromagnéticos pulsados de baixa frequência na fibromialgia: um estudo clínico aleatório, em dupla ocultação e controlado por simulação. Clin J Pain. 25(8): 722-728.

Traitcheva N, Angelova P, Radeva M, Berg H (2003) Campos ELF e fotooxidação com efeitos letais nas células cancerígenas. Bioelectromagnetics. 24(2): 148-150.

Tuncer, I (2018a) Um novo começo para a utilização médica de campos electromagnéticos. Desenvolvimentos em Patologia Clínica e Médica, 1(2): 1-2. DCMP. 000506.2018.

Tuncer, I (2018b) As terapias de campo magnético em associação com a relação entre macro e microcosmos. Jornal Coeso de Microbiologia e Doenças Infecciosas, 2(1): 1-2. CJMI.000528.2018.

Walleczek J (1992) Electromagnetic field effects on cells of the immune system: the role of calcium signaling. FASE B. 6:3177-3185.

Wenke J & Guelcher SA (2011) A administração dupla de um antibiótico e de um fator de crescimento aborda os desafios microbiológicos e biológicos das fracturas ósseas contaminadas. Expert Opin Drug Deliv. 8(12): 1555-1569.

Organização Mundial de Saúde (2009) Global health risks 2009: mortality and burden of disease attributable to selected major risks. Genebra, Suíça.

Organização Mundial da Saúde (2017) Estatísticas mundiais de saúde 2017: monitorizar a saúde para os ODS, Objectivos de Desenvolvimento Sustentável. Genebra, Suíça.

Organização Mundial de Saúde (2004) World medicines situation 2004. Genebra, Suíça.

Organização Mundial de Saúde (2011) Situação mundial dos medicamentos 2011: consumo farmacêutico. Genebra, Suíça.

Zakis J, Lithgow BJ, Cosic I, Fang JQ, Soultanov V (1999) Kirlian Photography Techniques and Equipment. In Proceedings of The Inaugural Conference of the Victorian Chapter of the IEEE Engineering in Medicine and Biology Society (pp. 160 - 164). Clayton Vic Austrália: Universidade de Monash.

Zimmerman J, Pennison M, Brezovich I, et al. (2012) A proliferação de células cancerosas é inibida por frequências de modulação específicas. Br J Cancer. 106(2): 307-313.

Zimmerman JW, Jimenez H, Pennison MJ, Brezovich I, Morgan D, et al. (2013) Tratamento direcionado do cancro com campos electromagnéticos de radiofrequência modulados em amplitude a frequências específicas do tumor. Jornal Chinês do Cancro 32 (11): 573-581.

Zullino DF & Khazaal Y (2005) O aumento do risco de efeitos adversos gastrointestinais com a combinação SSRI/NSAID pode dever-se a interações farmacocinéticas. Br J Clin Pharmacol. 59(1): 118-119.

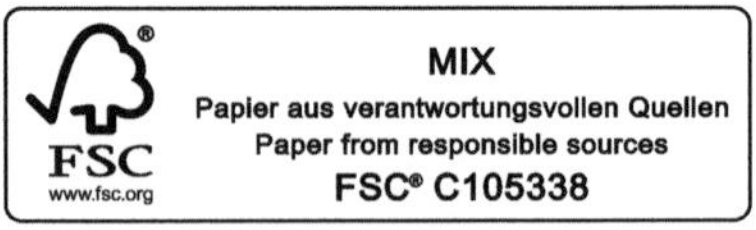


Printed by Books on Demand GmbH, Norderstedt / Germany